四川省社科联科研课题

重庆金阳集团热情支持

巴蜀名医遗珍系列丛书

主编 马烈光

吴棹仙

子午流注说难

附：子午流注环周图

吴棹仙 著

中国中医药出版社

·北京·

图书在版编目（CIP）数据

吴棹仙子午流注说难：附子午流注环周图 / 吴棹仙著 . —北京：中国中医药出版社，2016.10 （2023.4 重印）

（巴蜀名医遗珍系列丛书）

ISBN 978 – 7 – 5132 – 3632 – 4

Ⅰ . ①吴⋯　Ⅱ . ①吴⋯　Ⅲ . ①子午流注　Ⅳ . ① R224.3

中国版本图书馆 CIP 数据核字（2016）第 222794 号

中国中医药出版社出版

北京经济技术开发区科创十三街 31 号院二区 8 号楼

邮政编码　100176

传真　010-64405721

三河市同力彩印有限公司印刷

各地新华书店经销

开本 880×1230　1/32　印张 3.875　折页 1　字数 95 千字

2016 年 10 月第 1 版　2023 年 4 月第 6 次印刷

书号　ISBN 978 – 7 – 5132 – 3632 – 4

定价　29.00 元

网址　www.cptcm.com

如有印装质量问题请与本社出版部调换 （010-64405510）

版权专有　侵权必究

服务热线　010-64405510

购书热线　010-89535836

微信服务号　zgzyycbs

微商城网址　https://kdt.im/LIdUGr

官方微博　http：//e.weibo.com/cptcm

天猫旗舰店网址　https://zgzyycbs.tmall.com

出版者言

　　《名医遗珍系列》旨在搜集、整理我国近现代著名中医生前遗留的著述、文稿、讲义、医案、医话等等。这些文献资料，有的早年曾经出版、发表过，但如今已难觅其踪；有的仅存稿本、抄本，从未正式刊印、出版；有的则是家传私藏，未曾面世、公开过，可以说都非常稀有、珍贵。从内容看，有研习经典医籍的心悟、发微，有个人学术思想的总结、阐述，有临证经验的记录、提炼，有遣方用药的心得、体会，篇幅都不是很大，但内容丰富多彩，各具特色，有较高的学术和实用价值，足资今人借鉴与传承。

　　寻找、搜集这些珍贵文献资料是一个艰难、漫长而又快乐的过程。每当我们经过种种曲折得到想要的资料时，都如获至宝，兴奋不已，尤其感动于这些资料拥有者的无私帮助和大力支持。他们大都是名医之后或其门生弟子，不仅和盘托出，而且主动提供相关素材、背景资料，很多人还亲自参与整理、修订。他们的无私品质和高度责任感，也激励、鞭策我们不畏艰难，更加努力。

有道是"巴蜀自古出名医"。巴蜀大地，山川俊秀，物产丰富独特，文化灿烂悠久，不仅群贤毕集，而且名医大家辈出，代有传人，医书诊籍充栋，分量十足，不愧为"中医之乡，中药之库"。因此，我们特别推出《巴蜀名医遗珍系列丛书》，精心汇集了陈达夫、吴棹仙、李斯炽、熊寥笙等16位现代已故巴蜀名医的珍贵遗著、文稿，以展现巴蜀中医的别样风采。尤其值得一提的是，此次由巴蜀名中医马烈光教授亲任主编，年逾九旬的中医泰斗李克光教授担纲主审，确保了这套丛书的高品质和高水平。另外，还有相当部分的巴蜀名医资料正在搜集整理中，会在近期集中出版。

今后，我们还将陆续推出类似的专辑。真诚希望同道和读者朋友提出意见，提供线索，共同把这套书做成无愧于时代的精品、珍品。

中国中医药出版社

2016 年 8 月 4 日

前言

    自古以来，以重庆为中心所辖地区称为"巴"，以成都为中心的四川地区称为"蜀"，合称"巴蜀"或"西蜀"。隋代卢思道曾云："西蜀称天府，由来擅沃饶。"巴蜀大地，不仅山川雄险幽秀，江河蜿蜒回绕，物产丰富独特，而且文化灿烂悠久，民风淳朴安适，贤才汇聚如云。现代文学家郭沫若曾谓："文宗自古出西蜀。""天府"巴蜀，不仅孕育出了大批横贯古今、闪耀历史星空的大文豪，如汉之司马相如、扬雄，宋之"三苏"等，也让"一生好入名山游"的李白、杜甫等恋栈不舍。

    更令人惊叹者，巴山蜀水，不仅群贤毕集，复名医辈出，代有传人。早在《山海经》中已有"神医"巫彭、巫咸，其后，汉之涪翁、郭玉，唐之昝殷、杜光庭，宋之唐慎微、史崧，清之唐宗海、张骥、曾懿等，举不胜举。尤其在近现代，名噪一时的中医学家，如沈绍九、郑钦安、萧龙友、蒲辅周、冉雪峰、熊寥笙、李重人、任应秋、杜自明、李斯炽、吴棹仙等，均出自川渝巴蜀。如此众多出类拔萃的中医前辈名宿，其医德、医术、医学著述、临床经验、学术思想及治学方法，都是生长、开放在巴蜀这块大地上的瑰丽奇葩，为我国中医药事业的发展增添了光辉篇章，是一份十分值得珍惜、借鉴和弘扬的、独具特色的宝贵民族文化遗产和精神财富。

"自古巴蜀出名医"，何也？

首先，巴蜀"君王众庶"历来重视国学。巴蜀地区历史文化厚重，广汉三星堆、成都金沙遗址等，不断有考古学新发现揭示着本地文化的悠久。西汉之文翁教化为巴蜀带来了中原的儒道文化，使巴蜀文化渐渐融入了中华文化之中。而汉之司马相如、扬雄之文风，又深深体现着巴蜀文化的独特性。巴蜀人看重国学，文风颇盛，即使在清末民国之初，传统文化横遭蹂躏时，巴蜀仍能以"国学"之名将其保留。另外，蜀人喜爱易学，宋朝理学家程颐就说"易学在蜀"，体现出易学是巴蜀文化的重要特征。"医易同源"，易学在巴蜀的盛行，使巴蜀中医尤易畅晓医理并发挥之。就这样，巴蜀深厚的文化底蕴为生于斯、长于斯的巴蜀中医营造了一块沃土，提供了丰厚的精神濡养。

其次，巴蜀地区中医药资源得天独厚。四川素有"中药之库"的美称。仅药用植物就有 5000 余种，中药材蕴藏量、道地药材种类、重点药材数量等，均居全国第一位。"工欲善其事，必先利其器"，有了丰富的中药材资源，巴蜀中医就有了充足的"利器"，药物信手拈来，临床疗效卓著，医名自然远扬。

最后，巴蜀名山大川众多，风光旖旎，道学兴盛，道教流派颇多，"仙气"氤氲。鲁迅先生曾谓"中国文化的根柢全在道教"，道学、道教与中华文化的形成有着密切的关系，与中医学更具"血肉联系"。于道而言，史有"十道九医"之说；于中医而言，中医"至道"中有很大部分内容直接源于道，不少名医精通道学，或身为道教中人，典型者如晋代葛洪及唐代孙思邈。巴蜀地区，道缘尤深。且不说汉成帝时，成都严君平著《老子注》和《道德真经指归》，使道家学说系统化，对道学发展影响深远。仅就道教名山而言，"蜀国多仙山"，如四川大邑县鹤鸣山为"道教祖庭"，东汉张道陵于此倡"正一盟威之道"，标志着道教的形成；青城山为道教"第五洞天"，至今前山数十座道教宫观完好保留；

峨眉山为道教"第七洞天"，今仍保留有诸多道教建筑。四川这种极为浓厚的道学氛围，洵为名医成长之深厚底蕴。

自古巴蜀出名医，后人本应承继其学，发扬光大。然而，即使距今尚近的现代巴蜀名医，其学术经验的发掘整理现状堪忧。有的名医经验濒于失传；有的以前虽然发表、出版过，但如今难觅其踪；间或有一些得以整理问世，也多由名医门人弟子完成，呈散在性，难保其全面、系统、完善。如现代已故巴蜀名医中，成都李斯炽、重庆熊寥笙、达县龚益斋、大邑叶心清、内江黄济川、三台宋鹭冰等，这些医家，虽有个人专著行世，但一直缺乏一套丛书将其学验进行系统汇总与整理。

此外，现有的名医经验整理专著，多将其学术思想和临床经验分册出版，较少赅于一书，全面反映名医的学术特点。而有些名医在生前喜手录医悟、医论与医方、医案，因未得出版，遂留赠门人弟子，几经辗转，终濒临失传。如20多年前去世的名医彭宪彰，虽有《叶氏医案存真疏注》一书于1984年出版，但此书仅为几万字的注解性专著，只反映了彭老在温病学方面的学术成就。而他利用业余时间，手录的大量临床验案，至今未得到全面发掘整理，近于湮没无闻，遑论出版面世。痛夫！这些乃巴蜀杏林的巨大损失！

吾从小跟名师学中医，于20世纪60年代末参加医疗卫生工作，70年代在成都中医学院毕业留校从事医、教、研工作至今。在此期间，与许多现代巴蜀名医熟识，常受其耳提面命和谆谆教诲。几十年来，深感老前辈们理用俱佳，心法独到，临床卓有良效，遗留资料内容丰富多彩，具有颇高的学术和应用价值，若不善加搜集整理，汇总出版，则有绝薪之危。有鉴于此，我们早冀系统搜集整理出版一套现代已故巴蜀名医丛书，这也是巴蜀乃至全国中医界盼望已久的大事。适逢中国中医药出版社亦有此意愿，不谋而合，颇为相惜。此套丛书的出版幸蒙年逾九旬的巴蜀中医泰斗李克光教授垂青、担纲主审，并得到了国家中医药管理局、四川省中医药管理局、重庆市中医药管理局、四川省中医药科学院、成都中医药大学等的政策支撑，以及重庆金阳等企业的资金支持。尚得到不少名医之后或其门生弟子主动提供文献资料和相关素材之鼎力相助，更因成功申报为四川省社科课题而顺利完成了已故巴蜀现代名医存世资料的搜集、整理研究工作。对此，实感幸甚，诚拜致谢！

恰逢由科技部、国家中医药管理局等 15 个部委主办的"第五届中医药现代化国际科技大会"在成都隆重召开及成都中医药大学 60 年华诞之际，双喜临门，盛事"重庆"，愿以是书为贺，昭显巴蜀中医名家近年来的成果，尤可贻飨同道，不亦快哉！

丛书付梓之际，抚稿窃思，前辈心法得传，于弘扬国医，不无小益，理当欣喜；然仍多名医无继，徒呼奈何！若是丛书克竟告慰先贤，启示后学之功，则多年伏案之苦，亦何如也！

纸牍有尽，余绪不绝，胪陈管见，谨作是叙！并拟小诗以纪之：

巴蜀医名千载扬，济赢获安久擅长；

川渝杏林高寿日，岐黄仁术更辉煌。

丛书主编　马烈光

2016 年 8 月于成都中医药大学

原任序

　　针刺之道，古者粗守形，上守神；今言针者，守形且不易得，遑言守神哉。《灵枢·小针解》云："粗守形者，守刺法也。上守神者，守人之血气有余不足，可补泻也。"刺法《灵枢》言之綦详，非卒读无以知其原，概举之约有四端：曰穴法，曰开阖，曰迎随，曰飞经走注。穴法则子午流注为最。子为阳，午为阴，言人身十二经脉阴阳之气，各流行贯注诸穴而无已时也。十二经脉，手足三阴经各得五穴，手足三阳经各得六穴，以应五行井、荥、俞、经、合也（六腑各多一原穴）。经言所出为井，所溜为荥，所注为输，所行为输，所入为合。手不过肘，足不过膝。阳干三十六穴，阴干三十穴，共成六十六穴是也。开阖虽为急病所不拘，而为缓病所必守。法以天干戊土，起甲逆行。甲丙戊庚壬为阳，乙丁己辛癸为阴。阳井金，阴井木。每日十二时小周于身，十日大周于身，辗转流注。阴阳错落，相生相合者为开，则刺之；相克者为阖，则不刺。盖值生我我生及相合者，乃气血生旺之时，故可辨虚实刺之；克我我克及阖闭时，则气血衰绝，非气行未至，即气行已过，刺之妄引邪气，坏乱真气，故当知慎。迎随，迎其气之方盛而夺之，泻法也；随其气之方虚而济之，补法也。《素问》云："泻必用方。方者以气方盛也，以月方满也，以日方温也，以身方定也，以息方吸而内针，乃复候方吸而转针，乃复候方呼而徐引针，故曰泻必用方，其气而行焉。补必用圆。圆者行也，行者移也，刺必中其荥，复以吸排针也。此亘古不易法也。若合以子午，则左为阳，右为阴，从子至午，男子阳进阴退。针者内转为泻，外转为补，从午至子，则阳退阴进。针者外转为泻，内转为补，女子反之。飞经走注，经虽不载，亦不外于子午迎随之道。凡言九者，即子阳也。凡言六者，即午阴也。阴日则泻六补九，阳日则泻九补六是也。经言知为针者信其左，不知为针者信其右。当刺之时，必先以手压按所针荥输之处，切而散之，爪而下之，弹而弩之，扪而循之，动而伸之，推而按之，通而取之，摇而出之，外引其门，以闭其神。凡此四端，足以质今之持针者，殊不易遭。惟余老友棹仙吴丈，信之笃而行之久，言之挚而操之卓越。观其《说难》之作，信知余言之非虚誉。乙未冬，丈奉邀出席北京全国政协会。会毕，献子午流注环周图于毛泽东主席，盖活人之心切于活国也。主席受而嘉之，浮以大白，记者彰其事于报端，丈之子午针法遂闻于国中矣。驰书请益者，绎络不绝。而丈忙于诊务，未暇作答。无已，乃作《子午说难》，以公诸天下。然丈勤于立德，而疏于立言，执笔者再，停搁者再，春秋已易，未尽其功。今春余告丈曰："嗫嗫望说难者盈天下，盍屏去诊务而早成其事乎。"丈曰可，遂来学校，与余面席共事，期月竟成，得以告慰天下之嗫嗫望者矣。丈欣然曰："针灸之道，斯发凡尔，登堂入室，非尽解《灵枢》，无以偿其志。古之注《灵枢》，如史崧、马莳、张志聪、汪忍庵、黄元御等，文非不善也，理非不娴也，惜均不长于针刺灸焫，凡经络、经穴、开阖、迎随、走注诸理不能尽其隐曲。吾垂老矣，当黾勉成之。"余拜曰："谨诺。"丈之志尚矣，余当执弟子礼助成之，天下志士得无企予望乎。斯役也，其门下卢亚新君为之绘图记书，周余生君为之补证验案。二子者，各能承丈之业而嗣之。日中月明，酒熟茶香，联句讲学，谆谆不倦，齿牙余论，获教匪鲜。则丈不仅为余之良友，亦终身之良师也。是为序。

1957 年 4 月
教弟任应秋拜撰于重庆市中医进修学校

原自序

　　子午流注环周一图，乃二十年前重庆针灸同仁尝开星期晚会共同研究，未几成立国医药馆，遂绘此图，张贴壁间，以作临证开时取穴之用，为免发生晕针之弊。数年后，抗日战起，重庆"五三""五四"被大轰炸，各大学、各中小学纷纷退避山洞，国医药馆亦同时迁入山洞中。是年病疟者特多，盖洞中受寒，夏暑而汗不出，故多疟病。病疟者，服奎宁、疟涤平无效，来我国医药馆，请与用针。我馆用烧山火、透天凉之手法，依开时取穴，治愈疟疾，不知凡几。群众称赞我馆，用针不发生休克（即晕针）。盖依照子午开时取穴用针之效也。新中国成立以后，本市成立卫生工作者协会。针灸同志济济一堂，共同研究《灵枢》，并详阅此图，赞同付印。上年北京召开政协会，遂将此图献毛主席。载诸《健康报》，惟语焉不详，国内针灸家，多来函问难。无已，乃撰用《灵枢》及各针灸家学说，为《子午流注环周图说难》二卷。上卷收集子午六十六穴，暨别络十二穴、下合三穴。分析穴位、证治、可针、可灸、忌针、禁灸。并嘱其门下卢亚新，另绘十二小图，分经量定八十一穴之正位参其间。下卷分言用针补泻、寒热、升降各种手法。有周子余生者，从余临证已久，嘱其将可考用针之病历抄录数则于卷末，以供当代针灸群贤之赏鉴。然岐黄问答用针之理，经不同络，脉异所别。节之交，三百六十五会；本神本藏，逆顺阴阳，玄冥幽微，变化难极。此流注数十穴，仅一隅之举，撮其要，以供急需之用。拟暇时再将《灵枢》全经八十一篇逐字句而细注之，以发皇祖国数千年丰富多彩之针灸学理。嗟乎，行之难，言之亦非易也。

1957 年"五一"劳动节
重庆市第二中医院吴棹仙

内容提要

　　吴棹仙（1892—1976），重庆巴县人，著名中医学家、针灸学家。得针灸大师许直初子午、灵龟针法秘传，享有"神针"之誉。毕生治学严谨，崇尚实践，经验丰富，医理精深，长用经方，屡起沉疴，为当代知名经方学家。1956年2月，参加全国政协会议期间，将其珍藏多年的《子午流注环周图》献给毛泽东主席，受到赞誉。

　　本书为《巴蜀名医遗珍系列丛书》之一，除珍贵的"子午流注环周图"外，共分上下两卷。上卷收集子午六十六穴及别络十二穴、下合三穴，分析穴位、证治、可针、可灸、忌针、禁灸，并用十二小图，依据灵枢骨度篇尺寸，分经量定穴位，说明它的基本原理。下卷主要解释"五脏五腧、六腑六腧""终始根结"的意义，说明补泻、寒热、升降、卧针迎随、进针、催气、调和营卫等手法，并将用针脉法、针效、针害、针灸禁忌及经正六合等做了扼要的解释。最后，吴老还从数千个经自己治疗而收效显著的病案中，摘录了七个典型案例，以资参考。

　　全书持论素朴，平正不偏，论述经络府俞、阴阳会通等深奥理论，即使是玄微之处，也阐述得十分具体、显明，可作为探究中医阴阳、五行、六气等中医学说的重要参考资料，对研究《内》《难》《甲乙》等中医经典也能起到羽翼的作用。

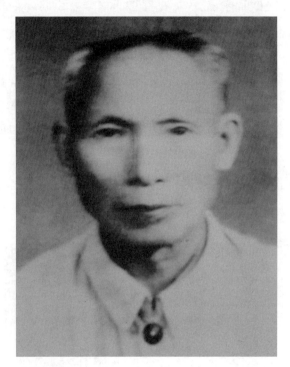

吴棹仙像

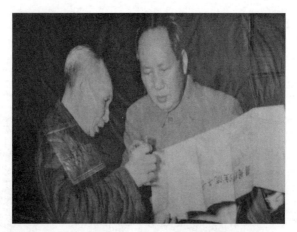

吴棹仙向毛主席进献子午流注环周图

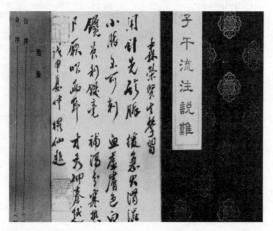

吴棹仙著作封面及题词（林森荣副研究员提供）

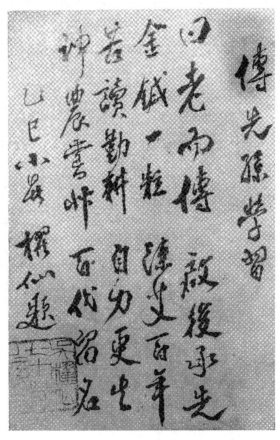

吴棹仙为孙作家训（吴老嫡孙吴传先所长提供）

目录

上卷 本腧穴说难

手太阴肺经五腧穴

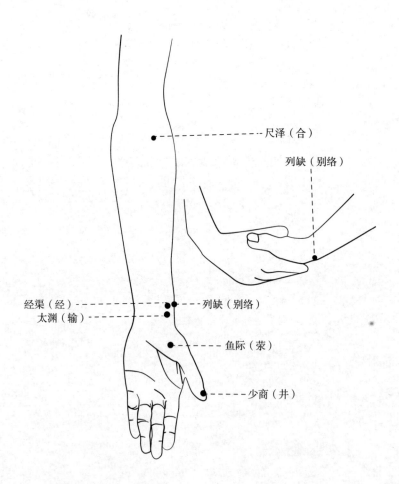

尺泽（合）

列缺（别络）

经渠（经） ⌐ ⌐ ⌐ 列缺（别络）
太渊（输）

鱼际（荥）

少商（井）

一、少商（井穴）

[部位] 在手大指端内侧，去爪甲角如韭叶。

巴蜀名医遗珍系列丛书

[证治]烦心善哕，心下满，汗出而寒，咳逆，痎疟振寒，腹满唾沫，唇干引饮不下，膨膨，手挛指痛，寒栗鼓颌，喉中鸣。

[针灸]三棱针刺之，微出血，泄诸脏热气。不宜灸。

按：少商乃阴井木穴之始，西方白色，入通于肺，其音商，商而曰少者。五脏为阴，阴常不足也。

二、鱼际（荣穴）

[部位]在大指本节后散脉中。

[证治]洒淅恶风寒，虚热，舌上黄，身热头痛，咳嗽，汗不出，痹走胸背痛，不得息，目眩烦心，少气，腹痛不下食，肘挛支满，喉中干燥，寒栗鼓颌，咳引尻痛，溺出，呕血，心痹，悲恐。

[针灸]针入二分，留三呼。

按：鱼际乃阴荣火穴，在手大指后鱼腹中。手大指接近次指时，则鱼腹丰满；离开次指时，则本节后内侧微陷下，有如鱼腹正中交际之形，故名鱼际。鱼际为火穴，肺为金脏，火能克金，故此穴言针不言灸。

三、太渊（输穴）

[部位]在手掌后陷中。

[证治]胸痹逆气，寒厥善哕呕，饮水咳嗽，烦郁不得卧，肺胀满膨膨，臂内廉痛，目生白翳，眼眦赤筋，缺盆中引痛，掌中热，数欠，喘不得息，噫气上逆，心痛唾血，振寒，咽干，狂言口僻。

[针灸]针入二分。可灸三壮。

按：太渊乃脉之所会。《灵枢·本输》云："鱼后一寸陷者中也，为输。"盖其穴在手大指如鱼形之后再下一寸，即寸口脉之起点。此五脏之输穴，亦称原穴，盖六腑水谷精华注入五脏经腧之起原处，故称渊。

四、经渠（经穴）

[部位] 在寸口陷中。

[证治] 疟寒热，胸背拘急，胸满膨膨，喉痹，掌中热，咳嗽上气，数欠，热病汗不出，暴痹喘，足心痛，呕吐。

[针灸] 针入二分，留三呼。不可灸，灸即伤人神。

按：经渠，寸口中也。动而不居，即关上部位，寸至关长一寸九分。以下即为尺中。言经渠者，乃经过冲渠要道。太渊在寸口之始，经渠居寸口之中，并未入于尺中也。

五、尺泽（合穴）

[部位] 在肘中约纹上动脉中。

[证治] 风痹肘挛，手臂不得举，喉痹上气，舌干，咳嗽唾浊，四肢暴肿，臂寒短气。

[针灸] 针入三分。可灸五壮。

按：尺泽乃肺之合穴，可针，可灸。盖阴合为水，肺为金脏，水乃金之所生。邪之实者针之，泻其子故也。肺乃藏气之脏，山泽通气，此穴恰在太阴尺中，脉之结点，故名尺泽，义至深也。

巴蜀名医遗珍系列丛书

手阳明大肠经六腧穴

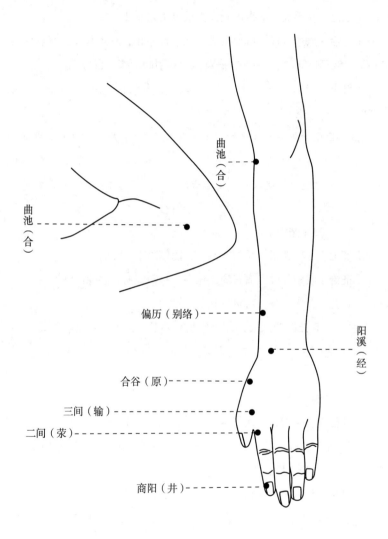

曲池（合）

曲池（合）

偏历（别络）

阳溪（经）

合谷（原）

三间（输）

二间（荥）

商阳（井）

一、商阳（井穴）

[部位] 在手大指次指内侧，去爪甲角如韭叶。

[证治] 胸中气满，喘咳支肿，热病汗不出，耳鸣耳聋，寒热痎疟，口干，颐颔肿，齿痛，恶寒，肩背急，相引缺盆痛，目青盲。

[针灸] 针入一分，留一呼，右取左，左取右，如食顷立已。可灸三壮。

按：商阳乃阳井金穴之始，木上有水曰井，水乃金之所生。阳常有余，商乃肺音，大肠合之，故曰商阳。大肠之脉，上颈贯颊，交人中，左之右，右之左，上夹鼻孔，故治齿病、目病，当左取右而右取左也。

二、二间（荥穴）

[部位] 在手大指、次指本节前，内侧陷中。

[证治] 喉痹颔肿，肩背痛，振寒，鼻鼽衄血，多惊口喝。

[针灸] 针入三分。可灸三壮。

按：二间乃阳荥水穴，金水相生，可针，可灸。手次指亦名食指，共三节，此穴在二节与三节之中间，故曰二间。

三、三间（输穴）

[部位] 在手大指、次指本节之后，内侧陷中。

[证治] 喉痹，咽中如鲠，龋齿痛，嗜卧，胸满肠鸣，洞泄寒疟，唇焦口干，气喘，目眦急痛。

[针灸] 针入三分，留三呼。可灸三壮。

按：三间乃阳输木穴，手阳明脉之所注。在食指本节第三骨之后，

巴蜀名医遗珍系列丛书

大指、次指歧骨之前，穴居其中，故名三间。

四、合谷（原穴）

[**部位**] 在手大指、次指歧骨间陷中。

[**证治**] 疗寒热疟，鼻衄衄，热病汗不出，目视不明，头痛，龋齿，喉痹，痿臂，面肿，唇吻不收，瘖不能言，口噤不开。

[**针灸**] 针入三分，留六呼。可灸三壮。若妇人妊娠，不可刺，刺之损胎气。

按：合谷乃大肠手阳明之原穴，居大指、次指歧骨间稍偏次指微前屈陷中，直下可达劳宫，与后溪成一直线。大指、次指相合处，类似深谷，故称合谷。病重者，可深刺八分或一寸。

五、阳溪（经穴）

[**部位**] 在腕中上侧大指与次指两筋间陷中。

[**证治**] 狂言喜笑见鬼，热病烦心，目风赤烂有翳，厥逆头痛，胸满不得息，寒热疟疾，喉痹，耳鸣，齿痛，惊掣肘臂不举，痂疥。

[**针灸**] 针入三分，留七呼。可灸三壮。慎如合谷法。

按：阳溪乃手阳明所行之经穴，手太阴肺别络列缺交会之处。肺位最高，大肠居下。手指掌后仰，则大指与次指两筋高起、太阴交阳明之处，有类山溪，故名阳溪。

六、曲池（合穴）

[**部位**] 在肘外辅骨屈肘曲骨之中，以手拱胸取之。

[**证治**] 肘中痛，偏风半身不遂，刺风瘾疹，喉痹不能言，胸中烦

满；筋缓，捉物不得，挽弓不开，屈伸难；风痹肘细而无力，伤寒余热不尽，皮肤干燥。

[**针灸**] 针入七分，得气先泻后补之。可灸三壮。

按：曲池乃大肠手阳明之合穴，阳合为土。阳明多气多血，有余者泻之。然大肠为庚金，土穴乃金之母，故泻后当补之。邪气之来也，紧而急；谷气之来也，徐而和。先泻后补，指下、针下，犹有所别。穴在肘外辅骨稍前陷中，屈曲其臂乃得之，故称曲池。

足阳明胃经六腧穴

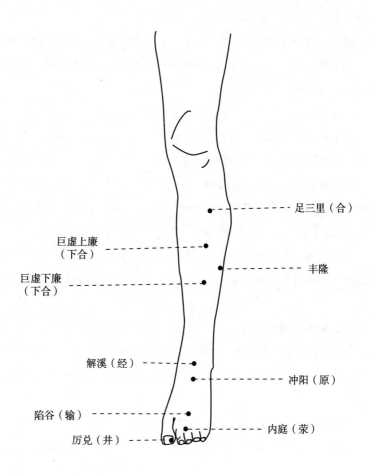

足三里（合）

巨虚上廉
（下合）

丰隆

巨虚下廉
（下合）

解溪（经）

冲阳（原）

陷谷（输）

内庭（荥）

厉兑（井）

一、厉兑（井穴）

[**部位**] 在足大指、次指之端，去爪甲角如韭叶。

[证治] 尸厥，口噤气绝，状如中恶，腹胀满，汗不出，寒疟不嗜食，面肿，足胻寒，喉痹，龋齿，恶风，鼻不利，多惊，好卧。

[针灸] 针入一分。可灸一壮。

按：厉兑乃足阳明所出之井金穴。尸厥或胃家实，皆可用锋针浅刺之。厉，不美也；兑，通也，足次指受大指之排挤，其形恶厉，其经脉斜通于次指外间，故名厉兑。

二、内庭（荥穴）

[部位] 在足大指、次指外间陷中。

[证治] 四肢厥逆，腹胀满，数欠，恶闻人声，振寒，咽中引痛，口㖞，龋齿痛，疟，不嗜食。

[针灸] 针入三分。可灸三壮。

按：内庭乃阳荥水穴。在足次指外间、中指内间、跗上半寸、两指之正中，如一庭竖于内，故名内庭。

三、陷谷（输穴）

[部位] 在足中指内间、本节后陷中，去内庭二寸。

[证治] 面目浮肿及水病，善噫，肠鸣腹痛，热病汗不出，振寒疟疾。

[针灸] 针入三分，留七呼。可灸三壮。

按：陷谷乃阳输木穴。病重者，可针五分。穴位下陷如深谷，故名陷谷。

巴蜀名医遗珍系列丛书

四、冲阳（原穴）

[部位] 在足跗上五寸，去陷谷二寸半。

[证治] 偏风口眼㖞斜，跗肿，龋齿痛，发寒热，腹坚大，不嗜食，伤寒病振寒而欠；久狂，登高而歌，弃衣而走；足缓履不收，身前痛。

[针灸] 针入五分。可灸三壮。

按： 冲阳在足背高起处，有动脉应手，名跌阳脉。久病欲知脾气之强弱者，必诊此脉。其穴类似中封，使逆则菀，和则通，摇足而得之。水谷精华大会于此。阳明多气多血，有此一冲衢，故名冲阳。

五、解溪（经穴）

[部位] 在冲阳后一寸五分，腕上陷中。

[证治] 风面浮肿，颜黑，厥气上冲，腹胀，大便下重；瘛惊，膝股胻肿，转筋目眩，头痛癫疾，烦心悲泣；霍乱，头风，面目赤，眉攒疼。

[针灸] 针入五分。可灸三壮。

按： 解溪乃阳经火穴。上为胻骨，下为跗属，分解于此穴陷中，故名解溪。俗称鞋带穴，以束缚鞋带，正在此穴间也。

六、足三里（合穴）

[部位] 在膝下三寸胻骨外廉，大筋内菀菀中，两筋肉分间，当低跗取之。

[证治] 胃中寒，心腹胀满，胃气不足，闻食臭，肠鸣腹痛，食不化。秦丕祖云："诸病皆治，食气水气，蛊毒痃癖，四肢肿满，膝胻疲

痛。目不明。"华佗云："疗五劳羸瘦，七伤虚乏，胸中瘀血，乳痈。"人年三十以上，若不灸三里，令气上冲目。

[**针灸**] 针入五分。可灸三壮。

按： 三里穴名，手足阳明皆有，名同穴异，继起针灸家增一足字以别之。盖阳明行气于三阳，里者，宽广之义。古"井田制"，九百亩为万里。盖胃为水谷之海，大肠、小肠、三焦，无处不到也，六腑皆出足之三阳，上合于手，故《本输》称之曰下陵三里，为高必因丘陵，大阜曰陵，高于丘也。陵冠一"下"字，盖足三里穴不如手阳明三里之高上，手三里又不如足三里之敦阜。且也，足太阴脾合于膝内阴之陵泉，足少阳胆合于膝外阳之陵泉，皆高于足阳明胻骨外之三里，故正其名曰下陵三里。其穴可针一寸，肥人可针一寸二分。如足下病风毒，可尽量多灸。

足太阴脾经五腧穴

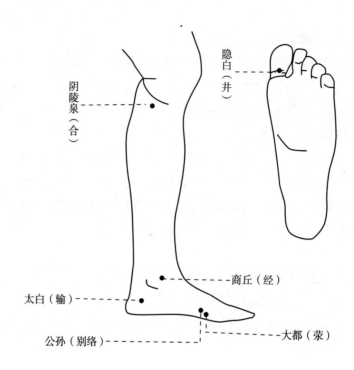

一、隐白（井穴）

[**部位**] 在足大指端内侧白肉际处。侧当作折，传写之讹已久。

[**证治**] 腹胀喘满，不得安卧，呕吐，食不下，暴泄，衄血；卒尸厥，不识人，足寒不能温。

[**针灸**] 针入三分。灸三壮。若妇人月事过时不止，刺之立愈。

按：先师许公直初传授有云："足大指端内侧乃大敦穴，非隐白穴。"隐白，在足大指下折纹中，其穴常隐而肉色白，故名隐白。

二、大都（荥穴）

[**部位**] 在足大指本节之后，内侧陷中骨罅中，赤白肉际。

[**证治**] 热病汗不出，伤寒手足逆冷，腹满善呕，烦热闷乱，吐逆目眩。

[**针灸**] 针入三分。可灸三壮。

按：大都乃脾所溜之荥穴。古者，邑有先庙曰都；《周礼·地官》，四县曰都。脾为土脏，乃四象之母；荥为火穴，又土之母，合乎先庙之义。经脉十二之次序，脾居四位，又合乎"四县曰都"之义。其穴在足大指本节高起之后，赤白肉皆丰满，故名大都。

三、太白（输穴）

[**部位**] 在足内侧核骨下陷中。

[**证治**] 身热烦满，腹胀食不化，呕吐脓血，腰痛，大便难，气逆，霍乱腹中切痛。

[**针灸**] 针入三分。可灸三壮。

按：太白乃阴输土穴。土能生金，西方金，其色白，足内侧肉色较足跗足底白，望其色而名之，故称太白。穴在足内侧核骨下，核骨一作橛骨，一名腕骨。《灵枢·本输》云："太白腕骨之下也，俗名孤拐骨。"

四、商丘（经穴）

[**部位**] 在足内踝下微前陷中。

巴蜀名医遗珍系列丛书

[证治] 腹胀肠鸣不便，脾虚人不乐，身寒，太息，心悲气逆，痔疾，骨疽蚀，妇人绝子，小儿慢风。

[针灸] 针入三分。可灸三壮。

按： 商丘乃阴经金穴。四方高，中央下，曰丘，登高初步之小阜也。商乃西金之高音。脾井、荥、输、经四穴皆居卑位，由此穴而上内踝，乃与三阴交会而入合于阴之陵泉，登高必自卑，故名商丘。

五、阴陵泉（合穴）

[部位] 在膝下内侧辅骨下陷中。伸足取之，与阳陵泉斜对，稍高一寸。

[证治] 腹中寒，不嗜食，膈下满，水胀腹坚，喘逆不得卧，腰痛不得俯仰，霍乱，疝瘕，小便不利，气淋，寒热不节。

[针灸] 针入五分。不言灸。

按： 阴陵泉乃脾合水穴。脾为阴中之至阴。陵，高于丘也；泉，高处之水源也，故《灵枢》曰："疾高而内者，取之阴之陵泉。"盖五输合穴"下达于上，内通于外"之要点，治病当求其源也。其穴不言灸者，以脾为土脏，土中含湿，则万物育焉。如灸之，灼其泉源，则土燥而不能育物也。

手少阴心经五腧穴

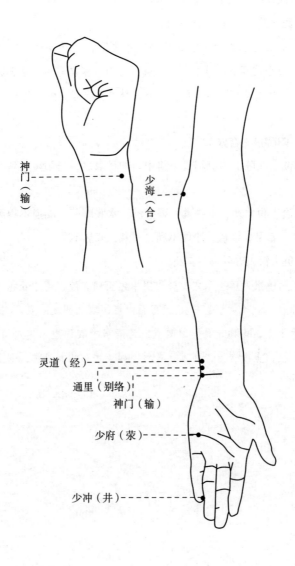

神门（输）——●

少海（合）——●

灵道（经）——●
通里（别络）——●
神门（输）——

少府（荥）——●

少冲（井）——●

一、少冲（井穴）

[部位] 在手小指内廉之端，去爪甲角如韭叶。

[证治] 热病烦满，上气心痛，痰冷少气，悲恐善惊，掌中热，胸中痛，口中热，咽中酸，乍寒乍热，手挛不伸，引肘腋痛。

[针灸] 针入一分。可灸三壮。

二、少府（荥穴）

[部位] 在小指本节后陷中。平直劳宫。

[证治] 烦满少气，悲恐畏人，掌中热，臂酸，肘腋挛急，胸中痛，手不伸。

[针灸] 针入二分。可灸七壮。

三、神门（输穴）

[部位] 在掌后兑骨之端陷中。

[证治] 疟，心烦甚欲得饮冷，恶寒则欲处温中；咽干不嗜食，心痛数噫，恐悸，少气不足，手臂寒，喘逆，身热，狂悲，狂笑，呕血，上气遗溺，大小人五痫。

[针灸] 针入三分，留七呼。可灸七壮，炷如小麦大。

四、灵道（经穴）

[部位] 在臂内下廉，去掌后横纹后一寸五分。

[证治] 心痛，悲恐相引，瘛疭肘挛，暴喑不能言。

[针灸] 针入三分。可灸三壮。

五、少海（合穴）

[**部位**] 在肘内廉横纹头尽处陷中。屈手向头取之。

[**证治**] 寒热，龋齿痛，目眩发狂，呕吐涎沫，项不得回顾，肘挛，腋胁下痛，四肢不得举。

[**针灸**] 针入五分。不宜灸。

按：以上少冲、少府、神门、灵道、少海，为心本脏之井木、荥火、输土、经金、合水五穴，乃扁鹊所增，《灵枢·本输》并未记载。然神门一穴，照子午流注甲己日卯时针之，治大小人痫证有特效。仙用针数十年，心本脏九穴，仅取神门一穴，余八穴未曾一次取用。盖尊经旨，外经病而内不病，独取其经于掌后兑骨之端之正义。兑骨即掌外侧腕后高起之踝骨，手踝骨向内转，踝内侧骨有空即神门穴，踝骨上另有一空即养老穴，经称此骨名兑骨。兑有内通之义，向内一转则神门、养老两孔穴皆开，与足内外踝之顽梗不开、无穴可取者迥然不同，故别其名曰兑骨。继起针灸家多书作锐骨，义未妥。

巴蜀名医遗珍系列丛书

手太阳小肠经六腧穴

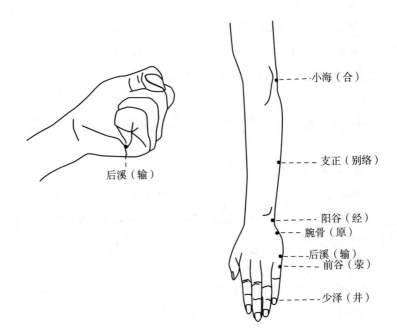

后溪（输）

小海（合）

支正（别络）

阳谷（经）
腕骨（原）

后溪（输）
前谷（荥）

少泽（井）

一、少泽（井穴）

[**部位**] 在小指之端，去爪甲下一分陷中。

[**证治**] 疟，寒热，汗不出；喉痹，舌强，口干，心烦，臂痛，瘰
疬；咳嗽，颈项急、不可顾，目生肤翳覆瞳子。

[**针灸**] 针入一分。可灸一壮。

按： 少泽井金，乃手少阴交手太阳之起穴。心乃五脏六腑之主，合
于小肠。山泽通气，一手小指而两井穴出其内外，心井曰少冲，小肠井

曰少泽。

二、前谷（荥穴）

［部位］在小指外侧、本节之前陷中。

［证治］热病汗不出，疟疾，癫疾，耳鸣颌肿喉痹，咳嗽衄血，颈项痛，鼻塞不利，目中白翳，臂不得举。

［针灸］针入一分。可灸一壮。

按：前谷荥水穴，乃手太阳脉之所溜。在小指本节前，故称前谷。

三、后溪（输穴）

［部位］在小指外侧、本节后陷中。握掌取之。

［证治］疟，寒热；目赤生翳，鼻衄，耳聋，胸满，头项强不得回顾，癫疾臂肘挛急。

［针灸］针入一分。可灸一壮。

按：后溪输穴，乃手太阳脉之所注，在手小指本节之后。屈掌视之，较前谷高起，故称后溪穴。内通督脉，乃灵龟八穴之一。照开时针之，可针六分或八分。

四、腕骨（原穴）

［部位］在手外侧、腕前起骨下陷中。

［证治］热病汗不出，胁下痛，不得息，颈颔肿，寒热，耳鸣，目冷泪生翳，狂惕偏枯，臂肘不得屈伸，疟疾头痛烦闷，惊风瘛疭，五指掣。

［针灸］针入二分，留三呼。可灸三壮。

按： 腕骨乃手太阳脉所过之原穴。手外侧腕前一小骨，手常屈伸转侧，则此骨宛转，穴在骨稍前，故名腕骨穴。继起针灸家更名起骨，以免与穴名混同，亦可。

五、阳谷（经穴）

[部位] 在手外侧腕中兑骨之下陷中。

[证治] 癫疾狂走，热病汗不出，胁痛，颈颔肿，寒热，耳聋耳鸣，龋齿痛，臂腕外侧痛不举，妄言左右顾，瘛疭目眩。

[针灸] 针入二分。留二呼。可灸三壮。

按： 阳谷经穴，乃太阳脉之所行，在手外侧腕中。斜上兑骨，则为养老。与腕上手少阳阳池及大次指两筋间之阳溪穴成一横线，然此穴不如阳溪、阳池之宽深，故名阳谷。

六、小海（合穴）

[部位] 在肘内大骨之外去端半寸陷中，伸臂而得之。

[证治] 肩臑肘臂外后廉痛，寒热，齿龈肿，风眩，颈项痛，疡肿，振寒，肘腋痛肿，小腹痛，四肢不举。

[针灸] 针入二分。可灸三壮。

按： 小海合穴，乃手太阳小肠脉之所入，合治内腑。其脉入缺盆者，络心，循咽，下膈，抵胃，属小肠。胃为水谷之海，小肠与胃相连缀，故肘内合穴名小海。且手三阳脉皆起于足，小肠合于巨墟下廉，大肠反合巨墟上廉。盖大肠辗转反侧，为传导之官；小肠乃受盛之官，直趋于下，化物出焉，故合穴反居大肠合穴之下也。

足太阳膀胱经穴腧穴

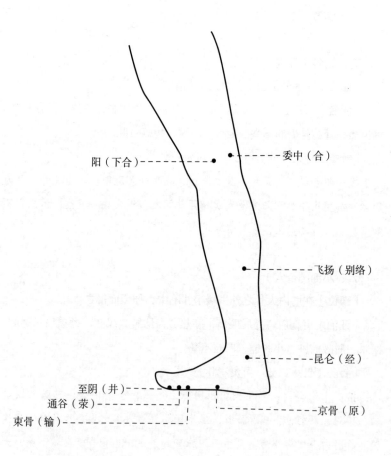

阳（下合）------委中（合）

飞扬（别络）

昆仑（经）

至阴（井）-----
通谷（荥）-----
束骨（输）-----
京骨（原）

一、至阴（井穴）

［**部位**］在足指外侧，去爪甲如韭叶。

［**证治**］目生翳，鼻塞头重，风寒从足小指起，脉痹上下，胸胁痛

巴蜀名医遗珍系列丛书

无常处，转筋，寒疟，汗不出，烦心，足下热，小便不利。

[针灸] 针入二分。可灸三壮。

按：至阴乃足太阳膀胱所出之井金穴。考经脉十二回环之次序，足太阳终于此穴，交足少阴肾之经。盖太阳经穴至此已交于阴经，故曰至阴。

二、通谷（荥穴）

[部位] 在足小指外侧、本节前陷中。

[证治] 头重目眩，善惊引，鼽衄，颈项痛，目晥晥。

[针灸] 针入二分，留三呼。可灸三壮。

按：通谷乃足太阳所溜之荥穴。荥，小水也。谷能通行小水，故名通谷。

三、束骨（输穴）

[部位] 在足小指外侧、本节之后，赤白肉际陷中。

[证治] 腰脊如折，髀不可屈，腘如结，腨如裂；耳聋，恶风寒，目眩，项强不可回顾，目内眦赤烂。

[针灸] 针入三分。可灸三壮。

按：束骨穴乃足太阳所注之输穴。前有足小指本节骨，后有京骨穴上之大骨。此穴居外侧赤白肉际陷者中，前本节骨后大骨如受约束之形，故名束骨。

四、京骨（原穴）

[部位] 在足外侧大骨之下，赤白肉际陷中。

[证治] 膝痛不得屈伸，目内眦赤烂，疟寒热，善惊，不欲食，筋挛，足胻酸，髀枢痛，颈项强，腰背不可俛仰，衄血不止，目眩。

[针灸] 针入三分。可灸七壮。

按：京骨穴乃足太阳所过之原穴。京，大也。其穴在足外侧大骨之下，此大骨本名京骨，因与穴同名，别其名曰大骨，与手腕骨别称起骨，同一义也。

五、昆仑（经穴）

[部位] 在足外踝后，跟骨之上陷中。

[证治] 腰尻痛，足踹肿，不得履地，軱衄，腘如结，踝如裂，头痛，肩背拘急，咳喘暴满，阴肿痛，小儿发痫瘛疭。

[针灸] 针入五分。可灸三壮，炷如小麦大。妊妇刺之堕胎。

按：昆仑乃足太阳所行之经穴。膀胱为水腑，此穴居踝后，较井、荥、输、原各穴皆高，昆仑乃水之高源，故以此名其穴。

六、委中（合穴）

[部位] 在腘中央约纹动脉陷中。令人面挺伏地卧取之。

[证治] 膝痛，腰夹脊沉沉然，遗溺，腰重不能举体，风痹，髀枢痛，可出血，痼疹皆愈。凡伤寒热汗不出，取其经血立愈。委中者，血郄也。大风发眉堕落，可刺之出血。

[针灸] 针入八分，留三呼，泻七吸。禁灸。

按：委中乃足太阳膀胱经所入之合穴。穴在腘中央，委而取之，故名委中。凡太阳经脉所过，腰髀膝关重痛，大风眉落，风邪深入于阳跷

巴蜀名医遗珍系列丛书

奇经，乃足太阳之别脉，均可刺委中出血。以上所言皆邪实宜泻之之证，正虚者则不可妄刺。《素问》云："刺委中大脉令人仆，脱色。"不可不知也。

足少阴肾经五腧穴

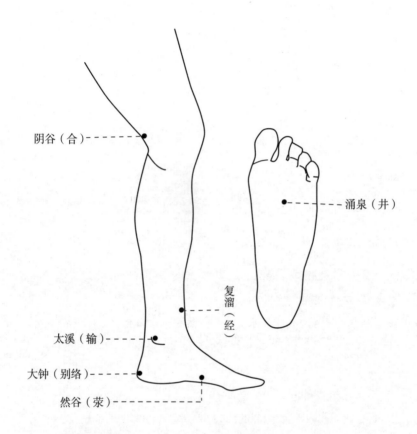

阴谷（合）

涌泉（井）

复溜（经）

太溪（输）

大钟（别络）

然谷（荥）

一、涌泉（井穴）

[**部位**] 在足心陷中，屈足蜷指菀菀中。白肉际，跪取之。

[**证治**] 腰疼痛，大便难，心中结热，风疹风痫，心痛不嗜食，妇人无子，咳嗽，身热，喉痹，胸胁满，目眩，男子如蛊，女子如妊娠；

巴蜀名医遗珍系列丛书

五指端尽痛，足不得践地。

[**针灸**] 针入三分，无令出血。可灸三壮。

按：涌泉乃肾所出之井穴。藏真下于肾，肾者主水，故穴在足心，名曰涌泉。肾为生气之脏，立命之根，故刺之不可见血。如妄刺之而血出不止则死矣。慎之，慎之。

二、然谷（荥穴）

[**部位**] 在足内踝腕骨前，然骨之下陷中。

[**证治**] 咽内肿，心恐惧，如人将捕之；涎出，喘呼，少气。足跗肿不得履地，寒疝少腹满，上抢胸胁，咳唾血，喉痹，淋沥。女子不孕，男子精溢。胻酸不能久立，足一寒一热，舌纵烦满消渴，初生小儿脐风，口噤，痿厥，洞泄。

[**针灸**] 针入三分，不宜见血。可灸三壮。

按：然谷乃肾所溜之荥穴。阴荥为火穴，坎中有一阳，无根之少火能生气。其穴亦名龙渊，潜龙在渊之义也。男女精溢、不孕者皆取之。此火能然于深谷之中不受水克，故名然谷。吾蜀有产盐区，名自流井，火自地中出，取之不尽，用之不竭，此亦然谷少火之明证也。

三、太溪（输穴）

[**部位**] 在内踝之后、跟骨之上，动脉陷中。

[**证治**] 久疟咳逆，心痛如锥刺，手足寒至节，喘息者死，呕痰实，口中如胶，善噫寒疝，热病汗不出，默默嗜卧，溺黄消瘅，大便难，咽肿，唾血，若痃癖，寒热咳嗽，不嗜食，腹胁痛，瘦瘠，手足厥冷。

[**针灸**] 针入三分。可灸三壮。

按：太溪穴，肾脉所注为输土，乃九针十二原之要穴。久病、重病，欲知脏气之强弱者，必诊此脉。《金匮》中脉法，有寸口、趺阳、少阴之分。趺阳即胃脉冲阳，少阴即太溪也。仙曾于途中救治倒地昏迷之急痧证，寸口无脉，太溪有脉。用开十宣法，救之而瘥。如太溪脉已绝，不可救也。

四、复溜（经穴）

[部位] 在足内踝上二寸，动而不休陷中。

[证治] 腰脊内引痛，不得俯仰起坐，目眈眈，善怒多言。舌干胃热，虫动涎出，足痿不收履，胻寒不自温。腹中雷鸣，腹胀如鼓，四肢肿，五种水病，溺青赤黄白黑。青取井，赤取荥，黄取输，白取经，黑取合。血痔泄后肿，五淋小便如散火，骨寒热，盗汗不止。

[针灸] 针入三分，留七呼。可灸五壮。

按：穴名复溜，以足少阴别入跟中之脉，下歧为二，后绕大钟交足太阳，前下行水泉、照海，为阴跷奇经之起点，上达交信，亦在内踝上二寸，此别脉也。其太溪正经直上之脉，复从内踝稍后上二寸而溜于此，与出涌泉溜然谷同义，故名其穴曰复溜。复溜在后，交信在前，中隔一小筋。交信乃阴跷郄，再上腨分中曰筑宾穴，又阴维脉之起点，故曰阴跷、阴维者，足少阴之别也。

五、阴谷（合穴）

[部位] 在膝内，辅骨后大筋下，小筋上，按之应手，屈膝乃得之。

[证治] 膝痛不得屈伸，舌纵涎下，烦逆溺难，少腹急引阴痛，妇人漏下不止，腹胀满不得息，小便黄，男子如蛊，女子如妊娠。

［**针灸**］针入四分，留七呼。可灸三壮。

按：阴谷乃足少阴肾所入为合之水穴。穴在内辅骨后下，大筋小筋间，互相依倚。取穴者必先令病者微屈其膝，以指审其间应手之脉，再拨开上下大小筋，乃可进针。此乃足阴经最高而深藏不露之穴，故名阴谷。

手厥阴心包络五腧穴

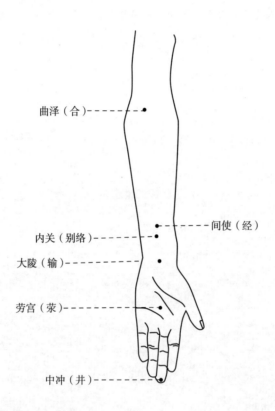

曲泽（合）- - - -

间使（经）

内关（别络）- - - - -

大陵（输）- - - - -

劳宫（荥）- - - - - -

中冲（井）- - - - - -

一、中冲（井穴）

[**部位**] 在手中指之端。

[**证治**] 热病烦闷，汗不出，掌中热，身如火，心痛烦满，舌强。

[**针灸**] 针入一分。灸一壮。

按：中冲乃心包络所出之井穴。膻中为臣使之官，其脉出手三阴之

巴蜀名医遗珍系列丛书

正中，手诸井穴皆在指侧，此穴独居中指端之正中，故名中冲。

二、劳宫（荥穴）

[**部位**] 在掌中中指本节之内间。

[**证治**] 中风善怒，悲笑不休，手痹热病，三日汗不出，怵惕，胸胁痛不可转侧，大小便血，衄血不止，气逆呕哕，烦渴，食饮不下，口腥臭，胸胁支满，黄疸目黄。

[**针灸**] 针入二分，留六呼。可灸三壮。

按：劳宫乃心包络之荥穴。阴荥火穴，劳勤也，臣使之官，代心主之官行政，故曰劳宫。

三、大陵（输穴）

[**部位**] 在掌后两骨之间方下，两筋间之始陷中。

[**证治**] 热病汗不出，臂挛腋肿，善笑不休，心悬若饥，喜悲泣惊恐，目赤，小便如血，呕逆，狂言不乐，喉痹口干，身热，头痛，短气，胸胁痛。

[**针灸**] 针入五分。可灸三壮。

按：大陵乃心包络所注之输穴。在掌后两骨结点之下，两大筋间之始。近大指前有太渊，小指后有阴郄、神门，呈一横线，穴位宽大，故名大陵。

四、间使（经穴）

[**部位**] 在掌后三寸、两筋间陷中。

[**证治**] 心悬如饥，卒狂，胸中澹澹，恶风寒，呕吐，怵惕，寒中

少气，掌中热，腋肿肘挛，卒心痛，多惊，喑不得语，咽中如鲠。

[针灸] 针入三分。可灸五壮。

按： *间使二字皆作去声读。在内关之后，与外关别络相通。三焦孤腑之营卫气有余而过于此则脉至，无余而不过于此则脉止。臣使之官，或至或止，故曰间使。*

五、曲泽（合穴）

[部位] 在肘内廉下陷中，屈肘取之。

[证治] 心痛善惊，身热烦渴，口干，逆气呕血，风疹，臂肘、手腕善动摇。

[针灸] 针入三分，留七呼。可灸三壮。

按： *曲泽乃心包络所入之合穴。在肘内廉大筋之下、陷者之中，微屈其肘乃得之。其穴位深，故曰曲泽。*

巴蜀名医遗珍系列丛书

手少阳三焦六腧穴

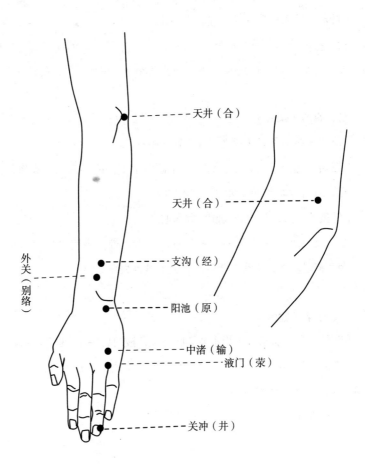

天井（合）

天井（合）

支沟（经）

外关（别络）

阳池（原）

中渚（输）

液门（荥）

关冲（井）

一、关冲（井穴）

[部位] 在无名指外侧，去爪甲角如韭叶。

［证治］口干，头痛，舌蜷喉痹，霍乱，胸中气噎不食，肘臂痛不能举，目生翳膜，视物不明。

［针灸］针入一分，留三呼。灸三壮。

按：关冲乃三焦手少阳所出之井穴。外关、内关，别络横通。心包络井穴曰中冲，心本脏之井曰少冲。此穴居少冲、中冲之间，故曰关冲。

二、液门（荥穴）

［部位］在小指、次指之间合缝处陷中。

［证治］惊悸妄言，寒厥臂痛，不能自上下，痎疟寒热，头痛，目眩赤涩，泪出，耳暴聋，咽外肿，牙龈痛。

［针灸］针入二分。灸三壮。握拳取之。

按：液门乃三焦之荥穴。阳荥为水。三焦者，决渎之官，水道出焉。水之精谓之液，阳受气于四末，故名其水穴曰液门。

三、中渚（输穴）

［部位］在无名指、小指本节后间陷中，液门后一寸。

［证治］热病汗不出，臂指痛不得屈伸，头痛，目眩生翳，目不明，耳聋咽肿，久疟，手臂红肿。

［针灸］针入三分。灸三壮。握拳取之。

按：中渚乃三焦所注之输穴。若江之有渚而居其中，故曰中渚。

四、阳池（原穴）

［部位］在手腕上横纹陷中。

［**证治**］消渴口干，烦闷，寒热疟，或因折伤手腕捉物不得，臂不能举。

［**针灸**］针入三分。不宜灸。

按：阳池乃手少阳三焦所过之原穴。手腕上陷中，从无名指本节直摸至腕中心陷凹处，如池状，故名阳池。下针时不可摇手，仰其指掌，则穴位明显。

五、支沟（经穴）

［**部位**］在腕后三寸，骨间陷中。

［**证治**］热病汗不出，肩臂酸重，胁腋痛，四肢不举，霍乱呕吐，口噤，暴喑，产后血晕，不省人事。

［**针灸**］针入三分。灸七壮。

按：支沟乃三焦所行之经穴。穴前一寸有外关别络，入手厥阴经，三焦水道流行至此，别有一分支之沟渠也。

六、天井（合穴）

［**部位**］在肘外大骨之上陷中。

［**证治**］咳嗽上气，胸满不得语，唾脓不嗜食，寒热凄凄不得卧，惊悸悲伤，瘰疬，癫疾五痫，风痹，头颈肩背痛，耳聋，目锐眦颊肘痛肿，臂腕不得捉物，及泻一切瘰疬、疮肿、疹。

［**针灸**］针入三分。灸三壮。

按：天井乃手少阳三焦经脉所入为合之土穴。穴在肘外大骨后上一寸、两筋骨罅间陷中。肘前五寸有穴，曰四渎。沟渎归于下流，而天井独居其上。盖有用之水天一所生，蓄之井里，以备生生化化之用，故曰天井。取穴时，先屈其肘，在大骨后一寸，穴位取定，令病人叉手按膝头，乃进针。

足少阳胆经六腧穴

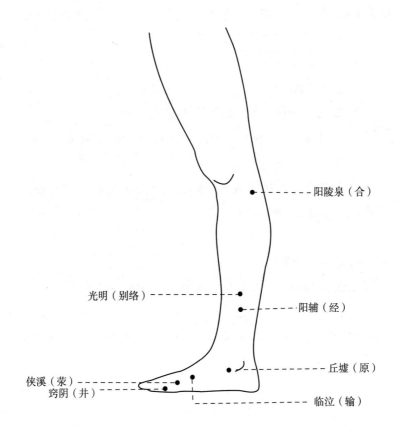

阳陵泉（合）

光明（别络）

阳辅（经）

丘墟（原）

侠溪（荥）

窍阴（井）

临泣（输）

一、窍阴（井穴）

[**部位**] 在第四指外侧爪甲角。

[**证治**] 胁痛咳逆不得息，手足烦热，汗不出，痛疽，口干口痛，喉痹，舌强，耳聋，转筋，肘不可举。

[**针灸**] 针入一分。灸三壮。

按：窍阴乃足少阳胆所出之井穴。在足太阳之后，为手少阳三焦下输之起点。少阳者，一阳也，阳根于阴，故曰窍阴。头完骨上亦有窍阴穴，乃手足少阳与足太阳之会，故同名窍阴。

二、侠溪（荥穴）

[**部位**] 在足小指、次指歧骨间，本节前陷中。

[**证治**] 胸胁支满，伤寒热病汗不出，目赤，颔肿，胸痛，耳聋。

[**针灸**] 针入二分。灸三壮。

按：侠溪乃足少阳胆所溜之荥水穴。三焦下输在此，与足太阳、足少阳交会。其穴位狭窄，故名侠溪。

三、临泣（输穴）

[**部位**] 在足小指、次指本节后陷中，去侠溪一寸五分。

[**证治**] 胸满气喘，目眩，心痛，缺盆中及腋下马刀疡瘘，周痹痛无常处，厥逆气喘不能行。痎疟日西发者，胻酸洒淅振寒，妇人月经不调，季胁支满，乳痈。

[**针灸**] 针入二分。灸三壮。

按：临泣乃足少阳所注之输穴。足少阳头部有一临泣穴，在目上入发际五分，乃足少阳、太阳阳维之会，取之可治目眩、泪生翳诸证，居高临下，曰临泣。足下有此临泣穴，亦足太阳与足少阳交会处，故同名临泣。此穴上通带脉灵龟八穴中，有此一开穴，待时取之，功用最大。两临泣穴，继起针灸家在头者曰目临泣，在足者曰足临泣。因足太阳、少阳之起穴，皆在目内外眦，泣自目出，故曰临泣。

四、丘墟（原穴）

[部位] 在外踝之前下陷中，去侠溪五寸。

[证治] 胸胁满痛不得息。寒热，目生翳膜，颈肿，久疟振寒，痿厥，腰酸痛，髀枢中痛，转筋，足胫偏细小，腹坚，卒疝。

[针灸] 针入五分。灸三壮。

按：丘墟乃足少阳胆经原穴。丘之大者，曰墟。《诗·邶风》："升，彼墟也，读上声，有升高之义。"胆六腧穴至此，转而高升，故名丘墟。

五、阳辅（经穴）

[部位] 在外踝上辅骨之前及绝骨之端。即外踝上四寸，光明、悬钟二穴之中。

[证治] 腰溶溶如坐水中，膝下肤肿，筋挛，百节酸疼，痿痹，马刀，颈项痛，喉痹，汗不出，振寒，痎疟，腰胻酸痛，不能行立。

[针灸] 针入五分。灸三壮。

按：阳辅乃足少阳所行之经穴。阳经为火，胆为阳木，木能生火，火曰炎上，辅助其阳经之上升。穴在外踝上辅骨前绝骨端，故名阳辅。

六、阳陵泉（合穴）

[部位] 在膝外陷中，即膝下一寸、外尖骨前之陷凹处。蹲坐取之。

[证治] 膝伸不得屈，冷痹脚不仁，偏风半身不遂。脚冷无血色。

[针灸] 针入六分。灸七壮。

按： 阳陵泉乃足少阳胆经所入之合穴。此穴在膝外突出，陵高于丘。此穴下有外丘、有丘墟，与膝内阴之陵泉斜对，故名其穴曰阳陵泉。凡疾高而外者，皆可取此穴。

足厥阴肝经五输穴

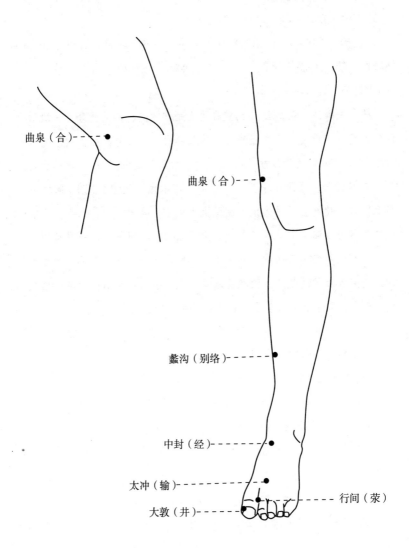

曲泉（合）- - - •

曲泉（合）- - - •

蠡沟（别络）- - - - - •

中封（经）- - - - - •

太冲（输）- - - - - •

行间（荥）- - - •

大敦（井）- - - - - •

一、大敦（井穴）

[部位] 在足大趾之端及三毛之中也。

[证治] 卒心痛，汗出，腹胀，肿满，中热，喜寐，五淋七疝，小便频数不禁，阴痛引小腹，阴挺出，血崩，尸厥如死。

[针灸] 针入一分。灸三壮。

按： 先师许公直礽云："大敦在足大趾端内侧，其肉敦阜。一般认大敦处为隐白，误矣。凡伤寒病久，热入厥阴，刺大敦见血立效。"《考正穴法》云："大敦足大趾端，去爪甲如韭叶及三毛中。"盖三脉动于足大趾，阳明在上，厥阴在中，太阴在下（俗本太阴误作少阴）。阳明多气多血，与肝脾同会于足大趾，故趾上生丛毛，名曰三毛，三毛之间非大敦穴。考足少阳脉交足厥阴，别跗上，入大趾，出其端，还贯爪甲，出三毛。可证明经称三毛中，乃由足大趾前之发端处达到三毛，经过大趾侧，肉起如敦状处是穴。穴在趾端及三毛二者之中，名曰大敦，名实相副。继起用针者，刺大敦多在足大趾丛毛之间，浅刺之，误矣。

二、行间（荣穴）

[部位] 足大趾、次趾间，即合缝后五分动脉陷中。

[证治] 呕逆咳血，心胸痛，腹胁胀，色苍苍如死状，中风，口喎，嗌干烦渴，瞑不欲视，目中泪出，太息，癫疾短气，肝积肥气，痎疟，洞泄，遗尿，癃闭，崩漏，白浊，寒疝，少腹痛，腰痛不可俛仰，小儿惊风。

[针灸] 针入三分。灸三壮。

按： 行间乃足厥阴所溜之荣穴。由大敦转入足大趾与足次趾趾缝间，一"彳"一"亍"曰行，两足趾相合，故曰行间。

三、太冲（输穴）

[部位] 行间上二寸陷中。

[证治] 虚劳呕血，恐惧气不足，呕逆发寒，肝疟，令人腰痛，嗌干，胸胁支满，太息，浮肿，小腹满，腰引少腹痛，足寒或大小便难。阴痛遗溺，溏泄，小便淋癃，小腹疝气，腋下马刀疡瘘，胻酸踝痛，女子月水不通，漏血不止，小儿卒疝。

[针灸] 针入三分。灸三壮。

按： 太冲乃足厥阴肝所注之输穴。肝藏血，女子太冲脉盛，则月事以时下；太冲又为九针十二原之原穴，五脏禀受六腑水谷气味精华之冲衢，故曰太冲。

四、中封（经穴）

[部位] 在内踝之前一寸半、陷者之中。使逆则宛，使和则通，摇足而得之。

[证治] 痎疟色苍苍如死状，善太息振寒，大便难，小便肿痛，五淋，不嗜食，身体不仁，寒疝，痿厥，筋挛，失精，阴缩入腹相引痛，或身微热。

[针灸] 针入四分。灸三壮。

按： 中封乃足厥阴所行之经穴。各针灸书中皆云中封在足内踝前一寸，《灵枢·本输》云"在内踝之前一寸半"。盖《灵枢》依据骨度，凡言踝前后、踝上下，皆自踝骨中心起计算，踝骨长一寸，中心至四旁骨际长半寸。继起用针尺度，除去踝中心至边际半寸不算，故云一寸。所言不同，其部位仍同。穴在踝前陷中，两大筋所封闭，故名中封。取穴时，仰其足则逆而宛，伸其足则和而通，摇其足则跗上两大筋分开，其穴乃见。《本输》六十余穴，详言穴位字数最多者，惟此一穴，盖取之不易也。"宛"，音郁，义亦同。

五、曲泉（合穴）

[**部位**] 在膝内辅骨之下、大筋之上。屈膝而得之。

[**证治**] 癀疝，阴股痛，小便难，少气，泄利脓血，腹胁支满，膝痛筋挛，四肢不举，不可屈伸，风劳失精，身体极痛，膝胫冷，阴茎痛，实则身热，目痛，汗不出，目䀮䀮，发狂衄血，喘呼，痛引咽喉，女子阴挺出，少腹痛，阴痒血瘕。

[**针灸**] 针入六分。灸三壮。

按： 曲泉乃足厥阴肝所入为合之水穴。水之高而有来源者，谓之泉。穴在内辅骨之下、大筋之上，屈曲其膝，乃能取得此穴，故曰曲泉。

十二别络

一、列缺

［**部位**］去腕侧上一寸半，以手交叉，食指末、筋骨罅中。手太阴络，别走阳明。

［**证治**］疗偏风口喝，手腕无力，半身不遂，咳嗽，掌中热，口噤不开，寒热疟，呕沫，善笑，纵唇口，健忘。

［**针灸**］针入二分，留三呼，泻五吸。可灸七壮。

二、偏历

［**部位**］在腕后三寸，手阳明络也，别走太阴。

［**证治**］寒热疟，风汗不出。目视晾晾，癫疾多言，耳鸣，口喝，龋齿，喉痹，嗌干，鼻鼽，衄血。

［**针灸**］针入三分，留七呼。可灸三壮。

按：列缺、偏历乃手太阴、手阳明阴交阳、阳交阴，横斜而行之两别络穴。列缺在两手指交叉、食指尽处，以爪甲切之，若呈列一缺点在此，故名列缺。特殊人有现反关脉者，其脉不行寸口之中，由尺中斜上列缺，入阳溪穴而上食指。太渊、经渠正关脉之位不动，而动列缺之上，故名反。有一手反关，有两手反关。数百人中有其一，此得于有生之初，非为受病而有此脉也。列缺内通任脉，为灵龟八穴之一。待时而取之，作用最大。须用卧针，斜向内，久留其针。补泻、寒热、升降，各种手法皆可取用。列缺上一寸半，腕后上三寸，即偏历穴，乃大肠手阳明经脉行至阳溪上，偏向臂内，别阳经脉，而历络于手太阴之经，故曰偏历。其十二经所行之次序：肺寅，大卯，胃辰，脾巳。手阳明从手走头，交足阳明胃，精专营气，一日一夜一周于身，只走列缺、不走偏历，只走丰隆、不走公孙。偏历、公孙等别络，乃二十八脉。男女不同，左升右降，右升左降。阴阳互相交错，脉度十六丈二尺，乃行于偏历、公孙等交错之别络也。

三、丰隆

[部位] 在外踝上八寸，下廉胻外廉陷中，别走太阴。

[证治] 厥逆，胸痛如刺，腹中切痛，大小便难涩，厥头痛，面浮肿，风逆，四肢肿，足青，身寒湿，喉痹不能言。

[针灸] 针入三分。可灸三壮。

四、公孙

[部位] 在足大指本节后一寸，足太阴络，别走阳明。

[证治] 寒疟不嗜食，卒面肿，烦心狂言，腹虚胀如鼓。

[针灸] 针入四分。可灸三壮。

按：丰隆与公孙两别络，乃足阳明、足太阴脉度往还之要道。丰隆穴位在外踝中心直上八寸，膝下至外踝长一尺六寸，膝下三寸，胻骨外为三里；复下三里三寸，为巨虚上廉；复下上廉三寸，为巨虚下廉。此穴在下廉胻骨外，以骨度推计之，丰隆穴较高于下廉一寸。然穴与上廉非直线，别于阳明之正经之外，其肉丰满而隆起，与巨虚上下廉迥然不同，故名丰隆。以骨度推之，内络太阴，当在漏谷、地机之间。公孙别络，在足大指本节骨后一寸。吾国古史，以火德旺者曰炎帝，以土德旺者曰黄帝。黄帝姓公孙，名轩辕。公孙穴，乃脾土别络。人体五脏，脾居中央，中央黄色，入通于脾，以土德旺。此别络穴，别于太阴土位，络于阳明燥金之位。土以生金，亦犹以土德旺之后裔，故名公孙。由流溯源，赐其姓也。

五、通里

[**部位**] 去掌后横纹后一寸陷中，手少阴络，别走太阳。

[**证治**] 热病，卒心中懊侬，数欠频伸，悲恐，目眩，头痛，面赤而热，心悸，肘臂臑痛，实则肢肿，虚则不能言，苦呕喉痹，少气遗溺。

[**针灸**] 针入三分。可灸三壮。

六、支正

[**部位**] 在腕后五寸，小指动应手，手太阳络，别走少阴。

[**证治**] 寒热，颔肿，肘挛，头痛，目眩，虚风惊恐，狂惕生疣目。

[**针灸**] 针入二分。可灸三壮。

按：通里、支正乃手少阴、手太阳从阴出阳、从阳入阴之两别络穴名。通里者，以小肠为受盛之官，化物出焉，若井里然。心经穴灵道之前五分、阴郄之后五分、腕之后一寸，即通里穴位。亦有云去腕一寸半者，盖通里在手外侧腕上折纹后，手向外侧屈而取腕间折纹，则为一寸；如伸而取之，则有一寸半也。支正乃小肠别络，内注手少阴心。心为五脏六腑之大主，故曰正；支者，离也，离小肠经脉而入络于心之正主位，故其别络穴，曰支正。

七、飞扬

[**部位**] 在外踝上七寸，足太阳络，别走少阴。

[**证治**] 血痔，历节风，足指不得屈伸，头目眩，逆气鼽衄，癫疾寒疟。

[**针灸**] 针入三分。可灸三壮。

八、大钟

[**部位**] 在足后跟中，大骨两筋间，足少阴络，别走太阳。

[**证治**] 实则小便淋闭，洒洒腰脊强痛，大便秘涩，嗜卧，口中热；虚则呕逆多寒，欲闭户而处，少气不足，胸张喘息，舌干，咽中食噎不得下，善惊恐不乐，喉中鸣，咳唾血。

[**针灸**] 针入二分，留七呼。可灸三壮。

按： 飞扬、大钟乃足太阳、足少阴经从阳入阴、从阴出阳之两别络。飞扬在外踝上七寸，一名厥阳。厥，尽也，阳至此而尽，则络于阴也。飞扬趿扈有好高之义。十二别络，如内关与外关、光明与蠡沟，在手足内外皆成平线。而飞扬与足后跟中之大钟穴较之，上下悬殊矣。大钟之义有二：一钟者，重也；一钟者，饮器也。肾为立命之根，人之能立赖有此后踵大骨，其责重大，故曰大钟。肾者主水，受五脏六腑之精而藏之。水之精者，曰津、曰液。膀胱为州都之官，津液藏焉。肾之精津转注膀胱之脉，如无此一大钟之饮器，则津液无所藏之处，故名其穴曰大钟，义至厚也。

九、内关

[**部位**] 在掌后去腕二寸，手心主之络，别走少阳。

[**证治**] 目赤支满，中风肘挛，实则心暴痛，虚则心惕惕。

[**针灸**] 针入五分。可灸三壮。

十、外关

[**部位**] 在阳池后二寸两骨间，与内关相对。此手少阳络，别走心主厥阴脉。

[**证治**] 耳聋浑浑无闻，肘臂不得屈伸，五指痛不能握。

[**针灸**] 针入三分。灸三壮。

按：内关、外关乃手厥阴心包络，与手少阳三焦经脉别阴出阳、别阳入阴之络穴。掌内腕后二寸曰内关，在两筋间；掌外腕后二寸曰外关，在两骨间。握拳取之，则两筋明晰；外关伏手取之，则两骨便于摩按。此外关、内关合于奇经，阴维、阳维乃灵龟八穴之二。待时取之，作用最大也。

十一、光明

[**部位**] 外踝上五寸。足少阳络，别走厥阴。

[**证治**] 热病汗不出，卒狂，嚼颊淫泺，胫酸胻痛，不能久立。虚则痿痹，偏细，坐不能起；实则足胻热膝痛，身体不仁。

[**针灸**] 针入六分，留七呼。灸五壮。

十二、蠡沟

[**部位**] 在内踝前上五寸。足厥阴络，别走少阳。

[**证治**] 疝痛，小腹满痛，癃闭，脐下积气如杯，数噫，恐悸，少气，足胫寒酸，屈伸难，腰背拘急，不可俯仰，月经不调，带下赤白。

[**针灸**] 针入二分，留三呼。灸三壮。

按： 光明、蠡沟乃足少阳胆、足厥阴肝阳入阴、阴出阳之两别络穴。外踝上五寸曰光明，内踝上五寸曰蠡沟。蠡，啮木之小虫也。肝为木脏，胆为木腑。经脉十二，始于肺而终于肝。肝藏之血，不能尽返于肺。男子生髭须，女子下月事。肝者将军之官，谋虑出焉。胆者中正之官，决断出焉。思虑此回环十二经已周之营血，必有小数不洁者。不特无益于肝之经脉，而转有损于肝之经脉，如蠡沟之蚀木。因置此一蠡沟穴与光明穴，内外相应，胆有决断，大放光明，通于蠡沟。是者存之，转于上腹属肝络胆；非者去之，有如日月光明，则蠡沟之害木者自去也。

手三阳足下合穴

一、巨虚上廉（手阳明下合穴）

[**部位**] 在足三里下三寸，外膝眼下六寸，当举足取之。

[**证治**] 飧泄腹痛，支满，狂走，侠脐少腹痛，食不化，喘息不能行，脏气不足，偏风腲（wěi）腿，手足不仁。

[**针灸**] 针入三分。可灸三壮。灸偏风，以年为壮。

二、巨虚下廉（手太阳下合穴）

[**部位**] 在巨虚上廉下三寸，外膝眼下九寸，两筋骨罅间。举足取之。

[**证治**] 少腹痛，飧泄，次指间痛，唇干，涎出不觉，不得汗出，毛发焦，脱肉，少气，胃中热，不嗜食，泻脓血，胸胁少腹痛，暴惊狂言非常，女子乳痈，喉痹，胕肿，足跗不收。

[**针灸**] 针入八分。可灸三壮。

三、委阳（手少阳下合穴）

[**部位**] 腘中外廉、两筋间，屈伸取之。

[**证治**] 腋下肿痛，胸满膨膨，筋急身热，飞尸遁注，痿厥不仁，小便淋涩。

[**针灸**] 针入七分。可灸三壮。

按：六腑经脉皆出足之三阳，上合于手。故手三阳经病自外来者，取手之六腧。如病在内腑，当取足下之合穴。大肠合于巨虚上廉，小肠合于巨虚下廉。盖大肠、小肠皆与胃相连接。小肠连接于胃之下口幽门，屈曲而下，故合穴出于巨虚下廉；大肠连接于小肠末之阑门，回环而上，故合于巨虚上廉。三焦下腧，出于腘中外廉，名曰委阳。故闭癃泻之，遗尿补之，皆取委阳，此《灵枢·本输》之变例也。

巴蜀名医遗珍系列丛书

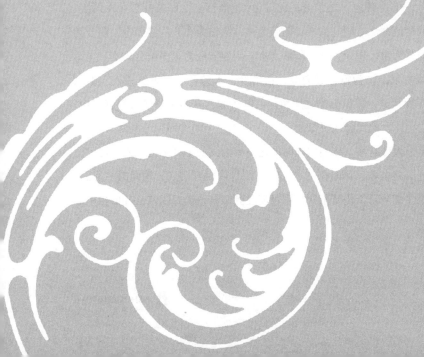

下卷　五脏五腧、六腑六腧说难

腧是穴位，能转注他穴。凡节之交①三百六十五会。五脏所以禀三百六十五节气味②，乃水谷之气化为气血，自内而外，由外而内，回环相通。盖天之六元③之气，补益人体五脏，则为本输④；地之五味⑤补益人体六腑，则为腑腧⑥。脏之气合于腑，自内相合；腑之精输于脏，由手足之原穴而转注。故五脏之腧即原穴，六腑水谷之精华贯入五脏腧穴之起原处，《灵枢》第一篇《九针十二原》，乃大渊、大陵、太冲、太白、太溪，左右计十原，增鸠尾、脖胦，曰膏、曰肓，概括六腑所出之要穴，共称十二原。

五脏五腧所出为井木，六腑六腧所出为井金。天一生水⑦，木上之水乃金之所生。积阳为天，天生万物，故阳井为金；积阴为地，水为阴，水能生木，故阴井为木。以四时证之，冬月水旺，春月木旺。木上之露其色青，自根而达于枝叶，木根于地，地下有水，则木繁荣，故曰水生木，故阴井为木。秋月金旺，木上之露其色白，自叶溜根，秋后枝叶虽枯槁，而蒂固根深，金生水，故阳井为金。盖秋金之气，抑制其木之枝叶，增益其地下之水分。此五运⑧相推行之次序。井金井木既定，则依五运流注之。阴井为木，阴荥为火，阴输为土，阴经为金，阴合为水；阳井为金，阳荥为水，阳输为木，阳原阳经为火，阳合为土。出为井，溜为荥，注为输，过为原，行为经，入为合。五脏五腧，六腑六腧，各行其道，故曰五腧之所留。五脏无原，六腑精华注入五脏之输，故以输为原，此六腑之所与合。

至于人体有病，依经穴旺时取之。甲丙戊庚壬开腑之井穴，乙丁己辛癸开脏之井穴。阳日阳时开阳穴，阴日阴时开阴穴，均间时一取之。阳日流注到阴日，仍开阳穴；阴日流注到阳日，仍开阴穴，各依相生之次序，每日十一时共开六穴。阳日气纳三焦⑨，六腑皆备；阴日血归包络（九），五脏悉通，此所谓五脏之所溜处。

邪气之来，实则泻之，多泻其子。试举四时以为例：春取络脉诸荥，大筋分肉之间，木旺于春，荥为火穴，木能生火，取诸荥乃泻其子。病甚者深取之，病间者浅取之。下云如春法，亦即此义。夏取诸输，输为土穴，夏日火旺，取诸输乃泻其子。秋取诸合，余如春法，盖取其子仍有甚间之分，详见于前。冬取诸井，水生木，冬日水旺，取诸井亦泻其子。此四时之常例。详推其变，邪气病人，尤多克我。如土气旺则水受其克，当泻其土穴，针深而留。故冬取诸井，兼取诸输。盖井穴过浅，只适宜于间⑩者，浅刺、速入、速出；如冬病之甚者，须深针而留之，指间井穴不足取，当取诸腧之分⑪。

五脏各有五腧，五五二十五腧；六腑各有六腧，六六三十六腧，共六十一穴。《扁鹊子午经》便于流注干支之推算，增心本脏五穴，共为六十六穴。阳日阴日，依各脏各腑相生之次序取之，间时一穴；木火土金水，与金水木火土五腧得五时，中间四时，共为九时。阳日增三焦一穴，取其生我者⑫；阴日增包络一穴，取其我生者⑫。一日六穴计六时，间五时，合十一时，十日共一百一十时。始于癸日亥时，终于癸日子时（历甲乙丙丁戊己庚辛壬），其间缺癸日十时，此流注中天然之缺点。

天之十干⑬，下合地之五运；地之十二支⑭，上应天之六元。甲乙木，丙丁火，戊己土，庚辛金，壬癸水。阳奇阴偶，六腑为阳，五脏为阴。甲胆为阳木，乙肝为阴木；丙小肠为阳火，丁心为阴火；戊胃为阳土，己脾为阴土；庚大肠为阳金，辛肺为阴金；壬膀胱为阳水，癸肾为阴水。依各脏各腑十日环周之次序，其中尤有阴阳交错之至理者。盖五运之始为土，土为四象之母，依次以生之。土生金，金生水，水生木，木生火，火生土。一日一字，甲与己合，同宗化土；乙庚化金，丙辛化水，丁壬化木，戊癸化火。奇偶虽不同，而五日中六十时，时干支恰一周。吾国造甲子始，六十年一大周年。五年中有六十月而周月，五日内有六十时而周时。五运六气，古今哲学，年年岁岁不同，日日时时亦各不同。然甲己同宗，则阴阳奇偶交相错落。故甲日开穴，重出于己日之下；己日开穴，又重见于甲日之下。乙庚丙辛丁壬戊癸八日，亦互相交流，同一义理。

注释

①节之交：此节字非指皮肉筋骨言，即三百六十五气穴，在经与络交会处。神入则气出，神出则气入。用针者要气至而有效，如气未至而神所在，妄刺之必有夭殃。得神者昌，失神者亡。慎之！慎之！

②气味：是指上中二焦化气血而言。上焦开发，宣五谷味，熏肤充身泽毛，若雾露之溉，是谓气。中焦受气取汁，变化而赤，是谓血。

③六元：寒、暑、燥、湿、风、火，无太过无不及，中正和平，此司天在泉之精义。详《素问·六元正纪大论》。

④本输：阳井阴井，乃禀受六元之天德，输入五脏六腑，谓之本输。

⑤五味：指酸、苦、甘、辛、咸等。

⑥腑腧：《伤寒论》云："经络腑腧，阴阳会通。"五脏之腧穴，因禀受六腑精华，故名腑腧。即太渊等十二原穴。

⑦天一生水：未有天地之先，浑然大气。天垂象，地成形，气凝为水，是谓天一生水。

⑧五运：土主甲己，金主乙庚，水主丙辛，木主丁壬，火主戊癸。详见《素问·五运行大论》。

⑨气纳三焦，血归包络：此言三焦六腧包络五腧穴，开金水木火土、木火土金水

之后。心为生血之脏，包络护于心，故血归包络。膀胱为化气之腑，州都之官，津液藏焉，气化则能出。三焦孤腑，属于膀胱，故气纳三焦。盖五脏各合一腑，奇（音饥）三焦无所合，而递属于膀胱，故称孤腑。三焦为行水之道，膀胱为蓄水之腑，气乃水之所化。

⑩ 间：间（音贱）言邪气尚未深入，间隔在外也。

⑪ 诸腧之分：概括五脏六腑之腧穴而言，多取诸井。指井过浅，不能深针。病者如土气旺而水不足，当泻脏腧；如水有余而木旺，当泻腑腧，故曰腧之分。盖脏腧与原（太渊等）合而为一，不可分。腑腧与原歧而二，阳输为木，阳原为火，故曰腧之分。推而言之，诸井诸荥诸合，皆有六腑之穴在其中。试举井穴为例：冬取诸井者，取脏之井，阴井木，实则泻其子；取腑之井，阳井金，虚则补其母。阳荥水，阴荥火，故春取络脉诸荥。木有余，则取脏之荥，木生火，泻其子；木不足，则取腑之荥，水生木，补其母。

⑫ 生我者、我生者：例如甲日戊时，开胆井窍阴穴，胆为阳木，流注到乙日甲申时，取三焦水穴液门。木乃水之所生，此生我者之义。又如乙日酉时，开肝井大敦穴，肝为阴木，流注到丙日乙未时，取包络火穴劳宫。木能生火，此我生者之义。

⑬ 天之十干：甲乙丙丁戊己庚辛壬癸，乃细分地之五运，各有阴阳。

⑭ 地之十二支：子丑寅卯辰巳午未申酉戌亥，乃细分天之六元，三阴三阳。始于子午少阴，终于巳亥厥阴，为年月日时阴阳奇偶太过不及之理。

终始根结

凡用针者，必通十二经脉之所终始。营卫偕行二十八脉，此其常例。外邪病人，奇邪离经。阴经与阳经各别，则各有根结，各有终始。阴经阳经不同，手经足经各异。用针者，应重足不重手，盖阴者主脏，阳者主腑。足三阴三阳，接近于脏腑；手三阴三阳之脉度，不接近于脏腑。但补泻迎随，和气之方，必通阴阳脏腑，故根结偏重在足。然脉会太渊，阴阳之有余或不足，又当从手诊脉。盖人迎主三阳，脉口主三阴。人迎一盛、二盛、三盛，病在少阳、太阳、阳明；脉口一盛、二盛、三盛，病在厥阴、少阴、太阴。

人迎、脉口，较平人俱盛三倍以上，名曰阴阳俱溢①，当以开十宣之法疾泻之。不开则血脉闭塞，气无所行，流淫而伤五脏，危证也。

如四倍以上，左为外格①，右为内关①。内关不通，死不治。

人迎、脉口，较平人俱盛四倍以上者，名曰关格。与之短期，盖阴阳离绝，生气已竭之死证也。

其人迎一盛于脉口者，病在足少阳；一盛而躁者，病在手少阳。用针者，皆泻足少阳而补足厥阴。二泻一补，日一取之。

其人迎二盛于脉口者，病在足太阳；二盛而躁者，病在手太阳。用针者，皆泻足太阳而补足少阴。二泻一补，二日一取之。

其人迎三盛于脉口者，病在足阳明；三盛而躁者，病在手阳明。用针者，皆泻足阳明而补足太阴。二泻一补，日二取之。

其脉口一盛于人迎者，病在足厥阴；一盛而躁者，病在手厥阴。用针者，皆泻足厥阴而补足少阳。二补一泻，日一取之。

其脉口二盛于人迎者，病在足少阴；二盛而躁者，病在手少阴。用针者，皆泻足少阴而补足太阳。二补一泻，二日一取之。

其脉口三盛于人迎者，病在足太阴；三盛而躁者，病在手太阴。用针者，皆泻足太阴而补足阳明。二补一泻，日二取之。

刺道毕于终始，终始之道有常有变。经脉十二，始于手太阴肺，终于足厥阴肝。脉度二十有八，男子始于左手太阴肺，终于督任二阳跷；女子始于右手太阴肺，终于任督二阴跷，此经脉终始之常。外有经正经别六合，不在其中。皆人身生理之常。其有病变者，则三阴三阳各有终始，各有根结。推而言之，尤有根而不结者。散于络别而倒行，会于项中，始于任而终于督，七次八穴十四行②，尚未尽也，此根而不结之变例。

1. 太阳根于至阴，结于命门。（睛明穴）

2. 阳明根于厉兑，结于颡大。（头维穴）

3. 少阳根于窍阴，结于窗笼。（听宫穴）

4. 太阴根于隐白，结于太仓。（中脘穴）

5. 少阴根于涌泉，结于廉泉。（舌本穴）

6. 厥阴根于大敦，结于玉英。（玉堂穴）

以上六者，有根有结，重足不重手，盖足三阴三阳之井穴皆在足下故也。

1. 足太阳根于至阴，溜于京骨，注于昆仑，入于天柱。六次脉，飞阳也。

2. 足少阳根于窍阴，溜于丘墟，注于阳辅，入于天容。四次脉，光明也。

3. 足阳明根于厉兑，溜于冲阳，注于下陵，入于人迎。一次脉，丰隆也。

4. 手太阳根于少泽，溜于阳谷，注于小海，入于天窗。三次脉，支正也。

5. 手少阳根于关冲，溜于阳池，注于支沟，入于天牖。五次脉，外关也。

6. 手阳明根于商阳，溜于合谷，注于阳溪，入于扶突。二次脉，偏历也。

以上六者，手足三阳之别络也。根而无结，重阳不重阴。盖手之三阴从胸走手，不上于头，故不计也。

注释

①阴阳俱溢，外格，内关：左手脉为人迎，右手脉为脉口；人迎主三阳，脉口主三阴。暴病在三阳，则左人迎脉盛于右；暴病在三阴，则右脉口脉盛于左。病在足经，盛而不躁；病在手经，盛而且躁。躁者，脉不静而乱也。左脉盛者，泻阳经而补阴经；右脉盛者，泻阴经而补阳经。如左右两手人迎脉口俱盛三倍以上，名曰阴阳俱溢，当纯用泻法，不可补也。如两手人迎脉口俱盛到四倍以上者，名曰关格，与之短期。盖阴气闭关于内，阳气拒格于外，两不相通，生命之期短，在数日内即死矣。

②七次八穴十四行：手三阳经脉从手走头，项中有三穴名，一扶突，一天窗，一天牖；足三阳从头走足，项中亦有三穴，一人迎，一天容，一天柱。所谓项中八穴者，前始于任脉天突，经过手足三阳六脉六穴，加督脉风府，共为七次脉，八穴名。手足三阳左右双行，成十二行，加任督奇经各一，共十四行。此手足三阳别络上头，根而不结之过道也。

补泻手法

凡用补泻正法，必先明晰人身偕行营卫[①]、左右、阴阳、内外、上下经脉运行之道路。

一、男子午前

左手阴经降，从胸走手；左手阳经升，从手走头。右手阳经降，从头走手；右手阴经升，从手走胸。右足阴经降，从胸走足；右足阳经升，从足走头。左足阳经降，从头走足；左足阴经升，从足走胸。

二、男子午后

右手阴经降，从胸走手；右手阳经升，从手走头。左手阳经降，从头走手；左手阴经升，从手走胸。左足阴经降，从胸走足；左足阳经升，从足走头。右足阳经降，从头走足；右足阴经升，从足走胸。

三、午前泻针手法男女不同

针男子左手足，针向内转[②]，令病人用口鼻吸气（针手用鼻吸气，针足用口吸气），阳日用奇数（三七九数分病轻重用之），阴日用偶数（二六八数分病轻重用之）。

针女子右手足，针向外转[②]，令病人用口鼻呼气（针手用鼻呼气，针足用口呼气），阳用奇，阴用偶[③]。

何谓阳日，甲丙戊庚壬。何谓阴日，乙丁己辛癸。

四、午前补针手法男女不同

针男子左手足，针向外转，令病人用口鼻呼气（针手用鼻，针足用口），阳偶阴奇[③]。

针女子右手足，针向内转，令病人用口鼻吸气（针手用鼻，针足用口），阳偶阴奇。

五、午后泻针手法男女不同

针男子左手足，用针女子午前泻针手法。左右虽不同，而手法针外转、呼气则同。

针女子右手足，用针男子午前泻针手法。左右虽不同，而手法针内转、吸气则同。

六、午后补针手法男女不同

针男子左手足，用针女子午前补针手法。左右虽不同，而针内转、吸气则同。

针女子右手足，用针男子午前补针手法。左右虽不同，而针外转、呼气则同。

以上所言，乃男女子后午前午后子前之正例，即《灵枢》所谓"男内女外，坚拒勿出，谨守勿内"之正义。又云："迎而夺之者泻也，随而继之者补也。"迎之、随之，以意合之，针道毕矣。

总其大要，男子午前，针内转吸气为泻，针外转呼气为补；男子午前与午后相反。女子午后与男子午前相同，女子午前与男子午前相反。不可不辨。

注释

①营卫：血之回环于人身脉管中者谓之营，气之运行于脉管之外者谓之卫。营血之行，有迟速不同。

一种为精专之营，一昼一夜，一周于身。寅时始于手太阴肺，丑时终于足厥阴肝与督脉。左右相同，男女相同，迟迟而行，不与卫相偕也。

另一种名五十营，与脉外卫气同受宗气支配。脉内名营气，脉外为卫气，互相偕行。一昼一夜，五十周于身。始于手太阴肺，终于督任二跷。长十六丈二尺，五十周于身，合计之长八百一十丈。男女左右，午前午后，运行不同。用针有补泻、男女之分者，即此义也。

②内转，外转：针左手足而针向右转，即是内转；针左手足而针向左转，即是外转。反言之，针右手足而针向左转，即是内转；针右手足而针向右转，即是外转。

③阳奇阴偶，阳偶阴奇：甲丙戊庚壬为阳日，乙丁己辛癸为阴日。一三五七九为奇数，二四六八十为偶数。阳日用奇数，阴日用偶数。不分午前午后，不分男女，不分左右，只分阴日阳日，照此用之，此泻针之数也。反言之，阳日用偶数，阴日用奇数，此又补针之数也。相同则泻，相异则补，此定义也。

寒热手法

《灵枢》云："诸热者，如以手探汤①，刺寒清者，如人不欲行①。"此即继起者用透天凉、烧山火之两手法。

针灸家师承有云，提针为热，插针为寒；内转为泻，外转为补。补泻之法，可停针候气，迟迟转之；提插之法，不可偏用。盖尽量插之，而至于骨，则不可再插；尽量提之，而针已外出，则不能再用。故定为三提一插，提针呼气，插针吸气，为烧山火。盖提数多，则气之出于卫分者多。振振恶寒②之证用此手法，阳日用偶数，阴日用奇数，必能使之发热。反言之，三插一提，插针吸气，提针呼气，为透天凉。盖插数多，则气之入于营分者多。蒸蒸发热②之证用此手法，阳日用奇数，阴日用偶数，必能使其热退。

除寒退热，乃针灸家必要之手法。故《灵枢》针经列于第一篇《九针十二原》之末，等于冠诸《本输》篇之首也。

以上所言烧山火、透天凉之正法，乃男用于午前，女用于午后。如男子午后有大寒证、大热证，当用烧山火、透天凉者，则反而用之；如女子午前有大寒证、大热证，当用烧山火、透天凉者，亦反而用之。

歌曰：

> 三插一提凉透天，三提一插火烧山。
>
> 提针吹气插针吸，女午后兮男午前。

注释

①以手探汤、人不欲行：手探汤，是徐入而疾出；人不欲行，是疾入而徐出。经文言简意赅，形容绝妙。如无师承，极不易了解。故继起用针者，以烧山火、透天凉

巴蜀名医遗珍系列丛书

一插三提、一提三插。分析言之，古今文语不同，简繁各异，真理一而已矣。

②振振恶寒、蒸蒸发热：振，振动也。恶寒之甚者，手足皆振动，名曰振振恶寒。蒸，蒸气外发也。发热之甚者，如沸水蒸气上升外达，名曰蒸蒸发热。

升降手法

五运有太过与不及。五气倾移，有常有变，卒然而动者，谓之变；顺应四时、阴阳往复、寒暑迎随，谓之常。依时取穴，合乎运常，但不能应变。《素问·气交变大论》云："应常不应卒。"此之谓也。故《刺法论》中之升降手法，欲发郁而升之者，均须待时；如当折其胜、散其郁而降之者，毋须待时。试分析如后。

一、五脏脏气上升之法

肝木之气郁而不升，当刺足厥阴之井（大敦）。乙庚日酉时开。

心火之气郁而不升，当刺包络之荥（劳宫）。丙辛日未时开。

脾土之气郁而不升，当刺足太阴之输（太白）。丙辛日丑时开，己日酉时过。

肺金之气郁而不升，当刺手太阴之经（经渠）。丙辛日卯时开。

肾水之气郁而不升，当刺足少阴之合（阴谷）。丙辛日巳时开。

以上所言上升取穴，须待时之正例。欲气上行，则用右手大指甲上括针柄，左手指依经导之，使气上行。续用补法，或多补少泻法。

二、五脏脏气下降之法

肝木之气欲降而不下，当折其所胜，刺手太阴肺之井穴（少商）、手阳明大肠之合穴（曲池）。

心火之气降而不下，当折其所胜，刺足少阴之井穴（涌泉）、足太阳膀胱之合穴（委中）。

脾土之气降而不下，当折其所胜，刺足厥阴肝之井穴（大敦）、足

巴蜀名医遗珍系列丛书

少阳胆之合穴（阳陵泉）。

肺金之气降而不下，当折其所胜，刺心包络之井穴（中冲）、手少阳三焦之合穴（天井）。

肾水之气降而不下，当折其土，刺足太阴脾之井穴（隐白）、足阳明胃之合穴（下陵三里）。

以上所言下降取穴，勿须待时之正例。欲气下行，用右手大指甲下括针柄，使气下行，纯用泻法。如病在六腑，邪实过胜者，当取手少阳合穴者，用足太阳络委阳穴代之；当取手阳明合穴者，用足阳明巨虚上廉代之；当取手太阳合穴者，用足阳明巨虚下廉代之。此依据《灵枢·本输》"大肠合于巨虚上廉，小肠合于巨虚下廉，三焦下输，出于腘中外廉，名曰委阳。阴有阳疾，实则泻之"之正例。

注释

① 待时发郁，折胜散郁：木火土金水，五气之运行，有常有变。无太过、无不及谓之常，有太过不及而病人者谓之变。变则气郁，气不及而郁于中，不得上升者，须等待流注日时之开穴，取五脏五腧，乃能发其郁而上升之。其气有太过郁于中而不得下降者，则折其所胜，刺脏之井、腑之合，毋须待时也。

卧针迎随手法

《难经》云："经言能知迎随之气，可令调之，调气之方必在阴阳。何谓也？然。所谓迎随者，知营卫之流行，经脉之往来，随其逆顺而取之，故曰迎随。调气之方必在阴阳者，知其内外表里，随其阴阳而调之，故曰调气之方必在阴阳。"

张世贤注云："手足三阳，手走头而头走足；手足三阴，足走胸而胸走手，此乃经脉往来定规。凡欲泻者，用针芒向其经脉所来之处，迎其气之方来未盛，乃逆针以夺其气，是谓之迎。凡欲补者，用针芒向其经脉所去之路，随其气之方去未虚，乃顺针以济其气，是谓之随。迎随之施，将以调气。调气之术，必在知其病之在阴在阳，随其阴阳虚实而施迎随补泻，以调其气焉。内里为阴，外表为阳；内有表里，外亦有表里也。古人有曰'表之表，里之里'，正此意也。阳虚阴实则泻阴而补其阳，阳实阴虚则泻阳而补其阴，随其阴阳而调之也。"

按男子午前，女子午后，照补泻正法用之。如女子午前，男子午后，则当反其例而用之。盖男子应日，女子应月，阴阳升降不同，用针者不可不辨。

例如：男子午前，针左手阳经，针芒从外往上为随，针芒从内往下为迎；针左足阳经，针芒从内往下为随，针芒从外往上为迎；针左足阴经，针芒从外往上为随，针芒从内往下为迎；针左手阴经，针芒从内往下为随，针芒从外往上为迎。

李南丰注云："手上阳进阴退，足上阳退阴进[①]，合六经起止故也。

凡针起穴，针芒向上气顺行之道；凡针止穴，针芒向下气所止之处。左外右内，令气上行；右外左内，令气下行。或问午前补泻，与午后相反；男子补泻，与女子相反^②。盖男子之气，早在上而晚在下；女子之气，早在下而晚在上。故男子阳经午前呼为补，吸为泻；女子阳经午前以吸为补，呼为泻，午后亦反之。或者又曰补泻必资呼吸，假令尸厥中风，不能使之呼吸者奈何？曰候其自然之呼吸而转针。若当吸不转，令人以手掩其口鼻，鼓动其气可也。"

噫！补泻提插，分男女早晚，其理深微。原为奇经不拘十二经常度，故参互错综如是。若流注穴，但分左右阴阳可也。

尝爱雪心歌云：

> 如何补泻有两般，盖是经从两边发。
>
> 古人补泻左右分，今人乃为男女别。
>
> 男女经脉一般生，昼夜循环无暂歇。
>
> 此诀出自梓桑君，我今授汝心已雪。

此子午兼八法而后全也。

注释

①手上阳进阴退，足上阳退阴进：此经脉十二循行之常道。精专营气独行于经脉之中，一昼一夜，一周于身。左右两边分发，男女相同，即雪心歌"男女经脉一般生"之理。

②男子补泻与女子相反：此因于二十八脉营卫偕行之脉度，男女左右、午前午后不同。十二经左右分之，为二十四脉，加任督、阴阳跷，为二十八脉。男子左手阴经降，阳经升，与精专之营气虽迟速不同，而逆顺相同；右手阳经降，阴经升，与精专之营迟速不同，逆顺亦不同也。女子则右手阴经降，阳经升；左手阳经降，阴经升。右手偕行之营卫，与精专营气逆顺相同，而左手则逆顺不同。故对男子用

针施补泻手法者，偏重在左，女子偏重在右。盖避免精专之营与偕行营卫相反。迎随手法不便措施，今人男女别，亦根据《灵枢·五十营脉度》而来。雪心一歌，尚未推论至尽也。

进针手法

《内经》云：“知为针者信其左，不知为针者信其右。”盖取穴时，先以沸水洗净穴位，医者亦必用沸水温针、洗手、消毒。再以左手大指甲切按其穴，成十字形，然后令病人咳嗽一声。医者左手持穴，右手以大指中指持针，食指压针顶，无名指辅针，随咳刺入。再令病人用口吸气，医者徐徐左右旋转进针。大约吸气三口，针透天部；吸气至六口，针至人部；吸气九口，针到地部。如肌肉轻松，进针容易，吸气未至九口而针已到地部者，少吸数口气亦可；如肌肉紧密，吸气九口而针未到地部者，再多吸气数口，总以针至地部为止。再如针至肉膜，膜厚针受阻，则令病人口呼气将针轻提，再令病人吸气将针重下，透肉膜后，进针至易，针到地部时，令病人呼气一口，微提针如小豆许，即停针候气。停针时，用大指甲括针柄向上括之之正例。如病在下而针穴在上者，则下括针柄。

如病在阳经背部而所针开穴为手阴经者，右手括针时，以左手指随其经脉之道，按引气而导至肩髎。令病者用鼻大呼气一口，乘呼气时将针外转一次，用大指甲将针柄下括数次，乃停针候气。此即《灵枢》第一篇“右主推之，左持而御之”①之义。

如病在阴经腹部而所取开穴在手阳经者，用右手大指甲将针柄上括，左手指随其经脉之道，按引气而导至肘上，转折入臑腋。令病人用口大吸气一口，针向内转一次，再用大指将针柄下括二三下，乃停针候气。

注释

①右主推之，左持而御之：右手下针，正指直刺，推动针气，以左手驾御此针下之气，转侧而达病所。如针下紧急，则知其邪气已至，当泻之；如邪气已泻去，针下徐而和，则知谷气已至，当补之。知其邪正，知其散复，故曰"知为针者信其左，不知为针者信其右"。此飞经走气之手法，不可不知也。

巴蜀名医遗珍系列丛书

催气手法

　　停针十分钟内，如针下有胀痛①之感觉，见针四围有红晕，即知邪气已至针下，立用正手法泻之。

　　如停针十分钟以上而针不胀不痛，见针四围亦无红晕，即知邪气未至针下，当用催气法催之。

　　催气法，阳日用偶，阴日用奇数。内转令病人吸气，外转令病人呼气。阳日用至六数时，即令病人颠倒呼吸，呼气时针内转，吸气时针外转，颠倒重用六数，乃停针候气。如邪气不至，如法再催或三催，顷刻针下胀痛，即知邪气已至，勿须再催，即用补泻正法。

　　注释

　　①胀痛：气分之病邪到针下则胀，血分之病邪到针下则痛，皆当用泻针手法。痛者针稍深入营分，胀者针稍浅在卫分。如胀而且痛，则先深而后浅，并泻之。

调和营卫手法

补泻、寒热、升降，正手法用毕时，针下轻松，病人痛苦轻减。将出针时，先用调和营卫手法。先和营[①]气，后再调卫[①]气。和营气针在地部，不分阴日阳日。和营皆用六数，调卫皆用九数；和营用口呼吸，调卫用鼻呼吸。先吸后呼，吸气针内转，呼气针外转。和营六数时，针在地部，不必轻提。和营六数用毕，顷刻即令病人用鼻呼吸，仍先吸气后呼气，吸气针内转，呼气针外转。外转时，注意将针徐徐提至天部。调卫九数用毕，再停针顷刻即出针。出针时，再令病人用口轻轻吸气数口，不拘奇偶，将针左右轻轻旋转出针。

出针后，如血分有瘀滞，针下微见黑血，令病者勿疑，说明病理。以手按挤左右，令黑血尽出，见红血即自止。

出针时邪气有余，针之周围红晕不尽，皮肤微觉高起，微觉胀痛，则将针摇大其孔。出针后，不必用闭门法。

出针时如邪气已尽，正气不足，病人头部觉昏晕，针周围皮肤色白，针下轻松者，右手出针，速用左手大指按其孔穴揉和之，使正气不致消耗。

《灵枢》云："泻曰必持内之，放而出之，排阳得针，邪气得泄。补曰如留而还，去如弦绝，令左属右，其气故止。外门已闭，中气乃实，必勿留血，即取诛之。"此出针当按不当按之理。

注释

①和营、调卫：营行脉中，卫行脉外。营有余而沉潜于内者，则濡筋骨，利关节；卫有余而散出于外者，温分肉，充皮肤，肥腠理，司开阖。故和营之针，须深入

地部，用口呼吸，乃能融和筋骨间之营血；调卫之针，须提出天部，用鼻呼吸，乃能调匀肌腠间之卫气。凡用针在补泻等正法之后，将出针之前，必用此一手法，乃无遗患。

用针脉法

《灵枢》云："凡将用针。必先诊脉。"脉法繁多，用针者以六字概括，曰缓、急、大、小、滑、涩[①]。急者多寒，缓者多热；大者多气少血，小者血气皆少；滑者阳气盛，微有热；涩者多血而少气，微有寒。六脉主五脏诸病，详见经文，不繁赘。惟小脉不可针。诸小者，阴阳、形气俱不足，勿取以针而调以甘药也。

盖阴阳虚实互有盛衰者，则补之、泻之。人迎主三阳，寸口主三阴。人迎大寸口一倍、二倍、三倍，则三阳气盛，当泻三阳而补三阴；寸口大人迎一倍、二倍、三倍，则三阴气盛，当泻三阴而补三阳。盛则泻之，虚则补之，热则疾之，寒则留之，此补泻、寒热之正法也。不盛不虚，以经取之，此调和营卫之常法也。如久病阴阳、血气皆不足，人迎、寸口脉皆小，只可用甘淡之药以调之，则慎用针。

再者，脏气有绝于内外之分。绝于外者，则脉去而不来。《金匮》云："不来或曲如蛇行者死。或来而无去，尺中无脉，此脏气将绝之脉形。"如不诊其脉而妄针之，下针即死。其死者有躁静之分：躁者，五脏之气已先绝于外，其脉去而不来。医者以手按尺脉，则寸关之脉全无。手足厥逆，四末本输诸井已无所出，而十二原接受三百六十五节气味转注之道已绝，脏真之气不得天气、谷气入而合之，则脏之气暴露于外，以致其脉去而不来。不用针，亦将死之候，针之即死。其死也躁动不安，盖因脏真之气尽量泄于外也，是谓逆厥。

静者，五脏之气已先绝于内，其脉来而不去。医者以手按寸，则尺关之脉全无。张口短气，吸而难入，盖脏真之气将绝，虽有天气、谷气欲补充之，亦无能为力。不用针，亦将死之候，针之即死。盖脏真之气先竭而妄针之，重竭其外来之气，其死也静，是谓重竭。

取五脉者死，其义有二：

1. 五里脉。尺动脉在五里，为五腧之禁。盖五脏之真气，常赖六腑水谷之气以养之。五里乃手阳明之要穴，如脏气已损而妄针之，则六腑水谷之气补充五脏之要道隔绝。得谷者昌，绝谷者亡，即此义也。

2. 五脏之气绝而各有脉形。春弦、夏钩、秋毛、冬石，四季脉代[②]。但弦无胃曰死，如按琴瑟。但钩无胃曰死，前曲后居，如操带钩。但毛无胃曰死，按之萧索，如风吹毛。但石无胃曰死，来如解索，去如弹石。但代无胃曰死，动而中止，不能自还。以上五脉，不可用针。仲景云："脉结代，心动悸，炙甘草汤主之。"本调以甘药之正义，然次条释脉末语云"名曰代脉也，得此脉者必难治"，《脉经》定为死脉。贤如仲师，对此脉之断语，难治之上，加一必字。与不可治之死证相去几希，恶可用针乎。

注释

①缓急、大小、滑涩：人体五脏中有真气，不轻受外邪。故外邪之来，中于阳则溜于经，中于阴则溜于腑。其外邪能直中于脏者，乃脏气先伤，经络受邪，直入脏腑，内所因也。故五脏所生变化之病，有微有甚。调其脉之缓急、大小、滑涩，乃可别其病之同异。试举缓急二脉以辨之。五脏病皆有缓脉、急脉，何以分之？且非五脏病，亦有缓脉、急脉，又何以分之？急与缓为对待，紧急而不和缓，故名曰急。急者多寒，缓者多热。《伤寒论》云："发热，汗出，恶风，脉缓者，名曰中风。"风从热化也。又云："体痛呕逆，脉阴阳俱紧者，名曰伤寒……颇欲吐，若躁烦，脉数急者为传也。"此中阳溜经。风寒暴病，有紧急脉，有和缓脉。《灵枢·邪气脏腑病形》云："心脉急甚者，为瘛疭；微急为心痛引背，食不下。缓甚为狂笑；微缓为伏

梁，在心下，上下行，时唾血。"又云，肺脉急甚为巅疾；肝脉微急为肥气；脾脉缓甚为痿厥；肾脉微缓为洞下，洞下者食不化，下嗌还出。以上所言伏梁肥气，乃脏之痼积；瘕疝癫狂，乃神志错乱。此小邪中里之病形，与风寒暴病，大邪中表者迥然不同，然同现缓急之脉，诊病者指下何以别之？详考《内经》、仲景言脉，其理有二：一伤寒暴病，在三阳三阴。伤卫伤营而不及于内脏者，用人迎、脉口之诊法。左手脉为人迎，右手脉为脉口；人迎主三阳，脉口主三阴。故仲景《伤寒论》中以"阴阳"二字概括之。太阳中风，阳浮而阴弱；风温之为病，脉阴阳俱浮；伤寒脉阴阳俱紧。阳指左手，阴指右手，无寸、关、尺之分也。二《金匮》论杂病诸积大法，寸口积在胸中，关上积在脐旁，尺中积在气冲。与《内经》尺内两旁则季胁也，尺外以候肾；中附上，左外以候肝，右内以候脾；上附上，左外以候心，右外以候肺；上竟上，下竟下之诊法，小异而大同。左寸关为心肝，右寸关为肺脾，两尺为肾，此《内经》分析五脏病各有不同。诊其脉，尺中与寸关不同，左手与右手不同，独大独小，独缓独急，此邪气病脏之脉法。故曰心脉急甚，盖指左寸一部脉而言也；肺脉急甚，盖指右寸一部脉而言也。与仲景伤寒言阴阳俱紧者是左右浑括而言，当细分之也。

②弦、钩、毛、石、代：春弦、夏钩、秋毛、冬石，此四时之平脉，亦四时之病脉，又为四时重病脏气绝之死脉也。春脉如弦，何如而弦？春脉者肝也，东方木也，万物之所以始生也，故其脉来耎弱招招，如揭长竿末梢，此肝之平脉也。夏脉如钩，何如而钩？夏脉者心也，南方火也，万物之所以盛长也，故其气来盛去衰，故曰钩，此心之平脉也。平脉者不病也，盖心肝脏真之气接受东南方天空生长万物之气，并有胃中水谷精华之气参和脉管中，故能得此来盛去衰之平钩脉，端直以长之平弦脉。反言之，春夏如胃气衰少，则弦脉、钩脉不得其平，或太过，或不及，则为病脉。来盛去亦盛，此太过之钩脉也，病在外；来不盛去反盛，此不及之钩脉也，病在中。如循长竿，盈实而滑，此太过之弦脉也，病在外；不实而微，此不及之弦脉也，病在中。在外、在中，虚实不同。用针者，补泻手法、男女内外亦各不同，此春夏之病脉

巴蜀名医遗珍系列丛书

也。其有心肝脏气素亏，春夏受虚邪贼风而重病，胃气已绝，则弦脉、钩脉皆成死脉（死肝）。脉来急益劲，如新张弓弦曰肝死（死心）；脉来前屈后居，如操带钩，曰心死。但弦无胃曰死，但钩无胃曰死，弦钩岂死脉哉。张新弦，操带钩，毫无胃气柔和之态也。天元失养于人，腑精不输于脏，真脏脉现，死不治也。推而言之，秋脉如风吹毛，冬脉辟辟如弹石，长夏脉如屋之漏，但代无胃曰死，但石无胃曰死，但毛无胃曰死，皆脏之真气尽泄于外之死脉。详见《素问·平人气象论》《素问·玉机真脏论》中。脉之大要，先圣著之玉版，藏之脏腑，每旦读之，名曰玉机，不可忽也。

针　效

用针大要，诊脉后先辨其表里、虚实、寒热，久病暴病，阳盛阴虚，阴盛阳虚，或病六腑，或病五脏。五脏有疾，当取太渊、太陵、太冲、太白、太溪诸原穴（本名输穴），针以出病，借用谷气托邪外出，故《灵枢·法天》称九针十二原也。五脏痼疾，有外来者，有内生者，有相传者，有阻碍部分者，用针手法各有不同。经云："五脏之有疾也，譬犹刺也，犹污也，犹结也，犹闭也。刺虽久，犹可拔。邪自外来者，泻之而已。污虽久，犹可雪。邪自内生，纵横传播，或补母，或泻子，或取其胜者而泻之之谓。结虽久，犹可解。闭虽久，犹可决。"此即《刺法论》中上升下降。升之者，均须待时，解结之谓；降之者，折其所胜，勿须待时，决闭之谓，详见《升降手法》篇，不再赘。

六腑有疾，六腑为阳，五脏为阴。背为阳，腹为阴。阴有阳疾者，取之下陵三里。盖腹为阴部，有阳明胃肠之病者，正往勿殆，气下乃止，不下复始。盖阳明多气多血，大泻之尽除其邪。日二刺之，亦无损于正也。

六淫之邪，病在三阴三阳，人迎脉大于寸口，寸口脉大于人迎，此即阳盛阴虚、阴盛阳虚之鉴别。再有一盛、二盛、三盛之分，详前用针脉法。

久病暴病，如中风历节之痼疾，须用子午捣臼[①]最繁难之手法。急痧卒然倒仆，当刺指井见血。急则急之，缓则缓之，此迥然有别也。

新病在表者，当浅刺之。阳经取陷，针陷脉[②]则外邪立除，针中脉[②]

巴蜀名医遗珍系列丛书

则浊气除，针太深则邪气反沉。气之在脉，邪气在上，浊气②在中，清气②在下。清者为营，浊者为卫。浅病近于卫，用针不必损其营，不可不辨。如病入里，则当深针之，停针候气。辨其寒热虚实，详补泻寒热各篇。排邪得宜，病可立愈。经云："刺之要，气至而有效。效之信，若风之吹云，明乎若见苍天，刺之道毕矣。"

注释

①子午捣臼：乃用针者最繁难之手法，俗名龙虎斗。甲丙戊庚壬，阳日先行龙数（九为龙数），后行虎数（六为虎数），凡九次，每次九提九插，九九八十一次提插，先提后插。阴日则先行虎数，后行龙数，凡六次，每次六插六提，六六三十六次提插，先插后提。凡提针则用鼻九呼八吸，呼则针外转，吸则针内转，最末一吸用口吸而插针于地部。凡插针则用口六吸五呼，最末一呼用鼻呼而提针出于天部。何谓天部、地部？照穴深浅定之。如所针孔穴，当针入九分，初浅三分为天部，中六分为人部，深入至九分为地部。凡提针行九龙数，当在天部；凡插针行六虎数，针须达地部。用此手法，提插内外转，最要小心慎用，毫厘不爽，乃可收其大效。

②陷脉、中脉、浊气、清气：陷脉乃三阳经之脉也。三阴之经多动脉，故曰阳经取陷，阴经取动。外邪之来，中阳溜经，先病三阳之经，故针陷脉，则邪气外出。如手掌外之阳溪、阳池、阳谷等穴，仰其掌视之，显然陷下，故名陷脉。中脉乃陷脉一穴浅深居中之处，非另一穴也。盖一穴浅深当分三部，上为天部，中为人部，下为地部，不深不浅，中部之脉，故名中脉。卫气本当行于天部，因外邪干于天部，故退处中脉。邪正交错其间，故曰浊者为卫。盖病时之卫气退处其中，故曰浊气在中也。无病之时，营行脉中，卫行脉外，邪气干于脉外，卫气退居脉中，营气更退脉下之地部，故曰邪气在上，浊气在中，清气在下。盖暴病外邪干犯卫分，未能干犯退处在下之营气，故卫气曰浊气，营气曰清气。盖人身营卫，因受病不同于常例，故别其名曰

浊气、清气。病理生理，分析最细。注《灵枢》者，多以浊气为饮食不节，留于肠胃生病之气；中脉为足三里，清气为足下所受湿气。此小针浅解，令各有形，未能推论清浊、营卫高深之义也。

针 害

  凡将用针，必先诊脉，辨其虚实。五脏之气已绝内外者，针之即死。邪正俱虚，其脉小，不可用针而应调以甘药，均详于上。其有邪正俱实，当用纯泻法。如邪实正虚，当先泻而后补之。补泻反，则病益笃。男内女外，男外女内，亦详于前。其补泻有太过不及者，亦能为害。例如邪气实而正气虚，邪气至针下，紧而急；谷气至针下，徐而和。如医者针下不善分析，谷气已至而仍用泻针，则耗损精专之营[①]。营者水谷之精气，此所谓刺之害中而不去则精泄，精泄则病益甚而恇也。反言之，邪正俱实，邪气未尽，谷气未至而针下紧急，当续用泻法，尽除其邪气。如指下、针下不明，骤然出针，则余邪蕴于中，或生痈疡，此所谓害中而去则致气，致气则生痈疡。用针者，不可不慎也，此针害之概要。

  注释

  ①精专之营：一日一夜，一周于身，独行于经隧，不与卫气相偕行，乃胃中谷气之精。上注肺脉，化而为血，以奉生身，莫贵于此，独得行于经隧，名曰精专之营。

针灸禁忌

《灵枢·邪气脏腑病形》云:"补泻反则病益笃。"《难经·七十八难》曰:"男外女内,不得气,是谓十死不一治。"

一、十二禁针
1. 男外①失气。
2. 女内①失气。
3. 新内勿刺,已刺勿内。
4. 已醉勿刺,已刺勿醉。
5. 新怒勿刺,已刺勿怒。
6. 新劳勿刺,已刺勿劳。
7. 已饱勿刺,已刺勿饱。
8. 已饥勿刺,已刺勿饥。
9. 已渴勿刺,已刺勿渴。
10. 大惊大恐,必定其气乃刺之。
11. 乘车来者,卧而休之。如食顷,乃刺之。
12. 出行来者,坐而休之。如行十里顷,乃刺之。

二、忌灸者八穴②
少商、鱼际、经渠、劳宫、阳池、少海、委中、阴陵泉。

歌曰:

> 环周八穴灸无功,足下阴陵泉委中。
>
> 鱼际经渠少商穴,阳池少海与劳宫。

巴蜀名医遗珍系列丛书

三、妊妇忌针者二穴③

合谷、昆仑

歌曰：

> 环周二穴慎施针，合谷昆仑可坠妊，
>
> 妙手安胎亦有术，先从足下补三阴。

注释

①男外、女内：《难经》言男外女内不得气，即《灵枢·终始》"男内女外，坚拒勿出，谨守勿内，是谓得气"之反面。如粗工不知男内、女外之正法，针男子不坚拒而针转出于外，针女子不谨守而针转入于内，此乃失气，刺之当禁也。

②禁灸八穴：流注六十六穴中，禁忌灸焫者八穴。肺五腧穴，不可灸者有三穴，盖肺属金脏，火克金也。

③妊妇忌针：先针合谷用补法，后针三阴交或昆仑用泻法，可以堕胎。慎之！慎之！如难产须催生者，亦可用此法。如胎动不安，防其自堕者，先针足下三阴交用补法，后针合谷用泻法，转能安胎。如妊妇阳虚多寒、腹痛而胎不安者，用艾炷先灸足下三阴交用补火，后灸合谷用泻火，亦能安胎。

经正六合

人身经脉十二，回环之道，有升有降，阴阳不同。言脉度者，左右男女不同，此人道也。本输皆出于四末①，阳受气于四末。积阳为天，天之在我者，德也。阳为之主，阴为之辅，名为经正；手足三阳为主，手足三阴辅之，三阴合三阳，名为六合，皆至外而内，不同于经脉脉度之常道，故篇名《经别》。盖五脏六腑之经脉离合出入，合于天之道也。故本输各脏腑之穴为合，盖指井本乎天气，入肘膝四关①，乃合于人身脏腑之气。自内而外，偏重五脏真机；自外而内，禀受六元正纪，此人之合于天道也。手三阴合手三阳，足三阴合足三阳，十二正凡六合，详见《经别》篇。

注释

①四末、四关：四末，两手、两足之指端也。天为阳，地为阴。阳受气于四末，天之雨露注于草木，从枝叶而入于根本；天之生气注于人，从手足四肢之指井而入于两肘两腘，与人身脏腑之气合和，故曰所出为井、所入为合。四关者，两肘、两腋、两髀、两腘之要道也。天之六元，地之五味，生气、谷气，与人身真气合和。故两肘、两腘，名曰合穴。盖天、地、人三才，合和而为一也。如天地六元五味，有偏甚偏衰，能病人者，则两肘、两腋、两髀、两腘闭门不纳，故称四关。然男女左右强弱不同，如脏气偏损，邪气干于一隅，或左或右，则四关失守。偏风历节，左右不同，细分之，名曰八虚也。

巴蜀名医遗珍系列丛书

医案七则

第一案

门诊号数	1892	性别	女	住址	重庆市唐家沱柴市坝 8 号附 1 号		
姓名	田应慧	年龄	21	籍贯	丰都	诊断起止日期	1957 年 2 月 21 日至 3 月 28 日

症状	神识不清，时而悲伤欲哭，夜卧不宁，心中烦热欲去衣被
诊断	癫病

治疗过程

月　　日	施治方法	治后效果
2 月 21 日	针取流注开穴右神门，甲己日卯时开	神识不清、悲伤欲哭稍减
2 月 26 日	同上	神识不清、夜卧不宁更有进步
3 月 3 日	同上	神识已清晰
3 月 8 日	同上	神识已转正常
3 月 18 日	同上	神识已完全正常
3 月 28 日	同上	神识已完全恢复正常，病已痊愈

第二案

门诊号数	1709	性别	男	住址	重庆市海棠溪烟雨路 47 号	
姓名	毛青云	年龄	62	籍贯	巴县	诊断起止日期	1956 年 12 月 31 日至 1957 年 3 月 8 日

症状	脉微欲绝，四肢厥冷，昏不知人，遗溺
诊断	风中少阴重证

治疗过程

月　　日	施治方法	治后效果
12 月 31 日	灸右足涌泉、足三里（补）；合谷、水沟、地仓（泻）	当时手足微动，唾出涎痰，发出沉细声音
1 月 4 日	针流注开穴大陵	右半身不遂、小溲不禁、手足寒、昏不知人已有显著好转
1 月 5 日	灸右足巨虚上廉（补）；右地仓（泻）	右半身不遂、手足寒、小溲不禁诸症已大轻减
1 月 22 日	针奇经开穴内关	右手不能举重物，右足仍行步无力，语言謇涩
3 月 8 日	针奇经开穴照海	右手足已完全运动自如，恢复正常

第三案

门诊号数	505	性别	女	住址	重庆市华一村 106 号		
姓名	黄同灿	年龄	16	籍贯	重庆	诊断起止日期	1956 年 1 月 12 日至 2 月 26 日

证状	神识不清，时而悲伤哭泣，夜卧烦躁，难眠
诊断	癫病

治疗过程

月　日	施治方法	治后效果
1 月 12 日	针取流注开穴右神门，甲己日卯时开	神识时清时不清
1 月 17 日	同上	神识已较清晰
1 月 22 日	同上	神识更较清晰
1 月 27 日	同上	因感冒动气，神识又不宁静
2 月 6 日	同上	神识不清、悲伤欲哭轻减
2 月 11 日	同上	神识转清晰
2 月 26 日	同上	神识完全清晰，恢复正常

第四案

门诊号数	62205	性别	男	住址	重庆市华一村华一坡 114 号		
姓名	刘厚国	年龄	3	籍贯	重庆	诊断起止日期	1957 年 7 月 21 日至 8 月 25 日

症状	高烧，昏睡，手足抽搐强直，瞳孔中度缩小
诊断	急惊风（据医院诊断为流行性乙型脑炎）

治疗过程

月　　日	施治方法	治后效果
7 月 21 日	针患儿左右手合谷、足三里，兼服紫雪丹	稍觉安静，但数分钟后仍抽搐，体温 39.9℃
7 月 23 日	本日大暑乙日甲申时开液门，兼服清营汤、六神丸	针后两手握拳强直立刻消失，脉搏、心跳一致，每分钟 122 次
8 月 25 日	连服牛黄丸、紫雪丹、竹叶石膏汤、银翘散等方	病愈出院

巴蜀名医遗珍系列丛书

第五案

门诊号数	2684	性别	男	住址	重庆市捍卫路二巷 10 号		
姓名	范文仕	年龄	12	籍贯	富顺	诊断起止日期	1954 年 2 月 19 日 至 8 月 24 日

症状	两膝关痛、肿大，略小于婴儿之头；足踝手腕亦痛，且肿；腰部作痛 历时一年有余。初来就诊为一长者背负而至
诊断	鹤膝风

治疗过程

月　　日	施治方法	治后效果
2 月 19 日	灸两足风市、伏兔、犊鼻、内外膝眼（补火）；足三里、巨虚上廉及下廉、阳辅（泻火）	膝肿轻减，腰部仍痛
2 月 27 日	灸穴同上。增灸肾俞并熨手腕	腰痛、膝痛渐次轻减，左手腕、足踝仍痛
3 月 16 日	灸穴同上，兼灸志室	腰痛、膝痛大减，足腕、手腕微肿，用力则痛
4 月 15 日	灸穴同上，兼熨手足痛处	手足肿痛较前轻减
5 月 17 日	灸穴同上	足伸而难屈
6 月 6 日	灸穴同上	肿痛较前更为轻减
8 月 24 日	连灸右膝眼，熨左手足肿处 2 次	左膝关痛、左手足肿、足伸难屈均已瘥，遂痊愈

第六案

门诊号数	1900	性别	女	住址	重庆市新华路 247 号		
姓名	胡侠影	年龄	34	籍贯	巴县	诊断起止日期	1953 年 10 月 21 日至 1954 年 11 月 14 日

证状	两膝关冷痛，历时年余。腰以上汗出，腰以下无汗，左肩部亦痛。夙有白带之疾，曾经多种治疗未能奏效
诊断	历节风

治疗过程

月　　日	施治方法	治后效果
1953 年 10 月 21 日	灸风市、膝眼、足三里、巨虚上廉、巨虚下廉（补火）；绝骨（泻火）	髀关上出透汗，膝关以下无汗
11 月 8 日	灸左肩髃、曲池、合谷、左足风市、伏兔、犊鼻、内外膝眼、足三里、巨虚上廉、巨虚下廉、阳辅	腰关冷痛已瘥，肩痛大减，微觉不能高举
1954 年 10 月 5 日	因重感寒湿，膝关冷痛复作，并增恶寒等症 灸两足风市、伏兔、犊鼻、内外膝眼、足三里、巨虚上廉、巨虚下廉、阳辅	症状稳定
10 月 24 日	针奇经开穴申脉（此日霜降）	膝关冷痛轻减。心中仍恶寒不足
11 月 14 日	针奇经开穴足临泣（此日立冬）	膝关冷痛大减，病愈

第七案

门诊号数	2114	性别	男	住址	重庆市南岸猫儿石通用机器厂		
姓名	姚泗海	年龄	57	籍贯	定海	诊断起止日期	1957年3月18日至4月27日

症状	胸部剧痛剧热，痛时汗出，面色青紫，痛不能忍，每当午夜较甚。大小便时腹胀，小便无支配知觉。病经三年余，历经七个医院治疗
诊断	气郁结胸热痛

治疗过程

月　　日	施治方法	治后效果
3月18日	针流注开穴大陵	针后痛止，是夜仅发两次，但较轻微
3月20日	针奇经开穴内关	胸部剧痛时，大汗已较轻减，大小便时腹部作胀
3月23日	针奇经开穴照海	胸部剧痛未发，大小便时腹胀轻减
3月27日	针奇经申脉	胸部剧痛十日未现，腹部胀已瘥
3月29日	针奇经开穴外关	胸部痛昨夜又现一次，较轻
3月31日	针奇经开穴公孙	胸痛两日未现，食后呕吐一次
4月2日	针奇经开穴照海	食后呕吐已止，胸部剧痛未发
4月4日	针奇经开穴申脉	胸痛昨午夜又现两次，时间较短，痛较微。左足增现转筋一次
4月6日	针奇经开穴照海	胸部又作痛，痛后畏寒，龂齿
4月8日	针奇经开穴足临泣	胸部午夜微痛一次
4月11日	针奇经开穴照海	胸部午夜痛三日未发
4月13日	针奇经开穴申脉	胸痛五日未发，小便已完全正常
4月15日	针奇经开穴内关	胸部午夜又微痛一次，痛后畏寒
4月19日	针奇经开穴外关	胸部数日未痛，二便正常
4月27日	针奇经开穴照海	胸部十二日未痛，精神甚佳，眠食如常，已痊愈

本输穴即景诗十二首

渔翁（咏手太阴肺五腧穴）

少商湖海一渔翁，鱼际太渊任转篷。

漫道经渠不可测，还教尺泽起蛟龙。

夜色（咏手阳明大肠六腧穴）

商阳茆屋二三间，合谷阳溪第几弯。

九曲池边云影淡，满天星斗浴波澜。

秋风（咏足阳明胃六腧穴）

秋风厉兑内庭西，陷谷冲阳过解溪。

三里未知何日到，几番翘首欲思齐。

野寺（咏足太阴脾五腧穴）

隐白云中一老僧，大都离俗少人憎。

几回太白商丘过，汲饮阴陵泉几升。

班师（咏手少阴心五腧穴）

少冲少府把师班，兵马神门得胜还。

灵道战书前日发，而今少海已归山。

观涨（咏手太阳小肠六腧穴）

浮萍少泽任东西，前谷渊源远后溪。

腕骨又通阳谷涧，交流小海欲倾堤。

巴蜀名医遗珍系列丛书

茅亭（咏足太阳膀胱六腧穴）

茅亭结起至阴边，通谷浮云四望烟。
束骨近同京骨峙，昆仑摇与委中连。

远眺（咏足少阴肾五腧穴）

秋高闲眺涌泉边，然谷太溪豁眼帘。
复溜一帆阴谷去，江山览胜碧连天。

秋雁（咏手厥阴心包络五腧穴）

中冲孤雁彻云霄，几度劳宫破寂寥。
转过大陵来间使，深渊曲泽莫招摇。

咏蝶（咏手少阳三焦六腧穴）

关冲桃李液门裁，中渚阳池次第开。
花落支沟香满涧，一天井字蝶飞来。

别恨（咏足少阳胆六腧穴）

窍阴别后恨相牵，几侠溪临泣杜鹃。
怀抱丘墟情未毕，烦君阳辅寄陵泉。

春游（咏足厥阴肝五腧穴）

云霞烟锁大敦峰，忘却行间转太冲。
坐望中封无路入，曲泉流水听淙淙。

按：此明万历梁大川题李南丰《医学入门》之作。仙与任君应秋讨论之，润色之，附之篇末，以博当代儒而医者一粲。

附 | 子午流注环周图

第一环　十干主日

环周一图，内外有四环。第一环用天干十字，分析地之五运，为五阴五阳。五阴分合于五脏，五阳分合于五腑（余三焦一腑名曰孤腑）。甲日阳木合胆腑，乙日阴木合肝脏，丙日阳火合小肠，丁日阴火合心脏，戊合胃阳土，己合脾阴土，庚辛金合大肠与肺，壬癸水合肾与膀胱，孤腑三焦无所合，决渎之官，附属于膀胱。此第一环十日天干之大分也。

第二环　腧穴流注。

第三环　干支定时。

第二环、第三环细分一日为十二时，起于子，终于亥，上冠以天干十字。十日共一百二十时。地支用十次，天干用十二次。甲己之日，同起甲子；乙庚之日，同起丙子；丙辛之日，同起戊子；丁壬之日，同起庚子；戊癸之日，同起壬子。照次序推之。甲日十二时，重见甲为戌时，故开胆井窍阴穴。甲为阳木，胆腑亦属木之阳也。癸日十二时，重见癸为亥时，故开肾井涌泉穴。癸为阴水，肾脏亦属水之阴也。或问癸日缺十时，肾不开丑时而移开亥时何也？盖肾者主水，为人身立命之根，注重生木。如不能转注于甲日，则流而不注，不合乎阴阳相生之道也。以此例推之。乙日乙酉时，开肝井大敦穴。乙为阴木，肝亦阴脏之属木也。丙日丙申时、丁日丁未时，阳火阴火，则开小肠井少泽、心井少冲。戊日戊午时、己日己巳时，则开胃井厉兑、脾井隐白。戊阳土，己阴土也。庚日辰时，开商阳；辛日卯时，开少商。大肠阳金，肺脏阴之金也。壬为阳水，壬寅时开膀胱水府之至阴井穴，转注癸日壬子时，壬重见壬，成为十日一大周。井穴通用红字，表示每日旺气主穴之起点。过穴亦书红字，盖本脏之输、本腑之原，与流而注者不同也。何谓流，阳日开阳时阳穴，依相生次序，仍流在阳日阳时之谓也。何谓注，阳日阳时取穴不足，则转注而取阴日之阳时。反言之，阴日阴时取穴不足，则转注而取阳日之阴时，均谓之注。流与注不同，注与过不同。阳日之末，气纳三焦。阴日之末，血归包络。取生我者、我生者，亦各不同。试举一甲日分析言之：甲日戊时，开胆井窍阴。其在戊时前，酉未巳卯丑五阴时，所列中冲、尺泽、商丘、神门、行间各脏阴穴皆由前癸阴日，依木火土金水相生之次序转注而来。甲日重见甲，至戊时，仅开窍阴一穴。甲为阳日，开阳时，亥为阴时不取，转注到乙日丙子阳时开小肠荥穴前谷。盖甲胆属木，丙小肠属火。胆开第一穴，而转溜于小肠之第二穴，木生火也。阳井窍阴属金，阳荥前谷属水，又金水相生之义也。再注到乙日戊寅时，则开胃之输穴曰陷谷。 小肠属火，胃属土，火生土也，并过丘墟一穴。因六腑六腧，各多一原穴，超出五行相生之外，故并过于腧位，反求其本，与窍阴一脉相承，并过于此，列于下位，以其非五行相生之正经也。用红书一过字，表示有所本也。乙日庚辰时，注大肠阳溪穴；壬午时，注膀胱委中穴。言其腑，则大肠属金，膀胱属水，金水相生；言其穴，则阳经火，阳俞（编者按：阳经合穴为土，故此处"俞"当为"合"）土，火生土也。末甲申时，复列三焦荥穴液门。盖三焦孤腑，六腧无所寄，故分列于各腑开穴之最末，独取一荥者。阳荥为水穴，胆为木腑，水能生木也。甲日始戌时，终于乙日申时。凡十一时，六腑各开一穴。胆居主位，多过一原穴。凡七穴，此甲日流注细分之理也。其余九日，环周流注。脏各五腧，腑各六腧；腑为阳，脏为阴；阳井金，阴井木，各依相生之次序流注辗转而取之。腑过一原穴，脏以输代原而过之。末一穴，阳日气纳三焦，取生我者；阴日血归包络，取我生者。均详列前图，一见而知，不赘也。

第四环　同宗错落。

天干十字，地支十二字，一日十二时，五日六十时，十日一百二十时。地支十二字，每日用一次，五日五次，十日十次，与天干十字配合用之，五日六十时，地支用五次，天干当用六次。甲子小周，五日一候，六日又另起甲子时，与一日同。此一六同宗、甲己同宗之义也。甲日己日，一奇一偶，一阴一阳。日干阴阳虽不同，时干支全同。故甲日流注诸穴，交落列于己日时干支之下；己日流注诸穴，转交落列于甲日时干支之下，以此推之。二七为乙庚，三八为丙辛，四九为丁壬，五十为戊癸，皆一阴一阳之同宗，故流注各穴。除一过穴不交落，余均互相交错落列于下环，依时取之，其效一也。

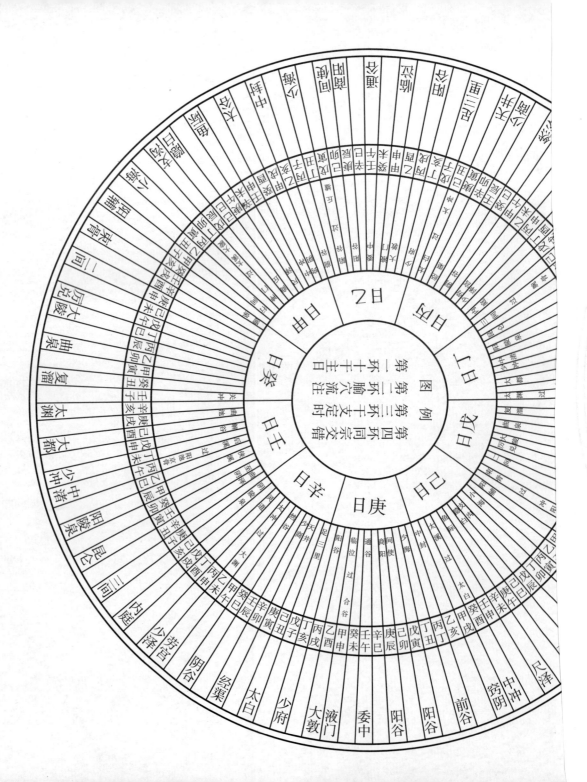

流注同成国宗　阳井金经三佳
法己同宗子　补母润子

宗我阴隆井　藏前府原　法地灵稿
棹以先爱　气纳前原　十六穴　子午经

荣伊陰阳輪洛　虚受井荣　血归包络　传国哲学
超氛　反本推泰　井荣经合　祖国哲学